Langendoen/Sertel

Taping – 30 Supertapes gegen Muskel-, Nerven- und Faszienschmerzen

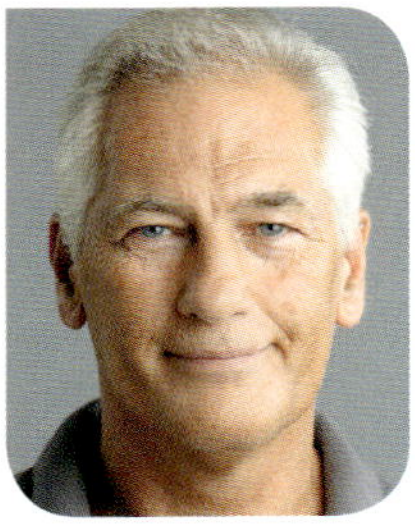

John Langendoen ist Physiotherapeut, Dipl.-Akupunkteur, Sportphysiotherapeut, MSc in Schmerzmanagement, Fachlehrer und Fachlehrerprüfer für manuelle Therapie sowie Ehrenprofessor an verschiedenen Universitäten. Außerdem ist er Gründer und Mitinhaber von »Therapy4U Physiotherapie und Training« in Kempten und Durach im Allgäu. Durch die Arbeit mit professionellen Sportlern aus Fußball, Eishockey und anderen Bereichen entwickelte er das »funktionelle Taping mit elastischem Tape – Kinematic Taping® Concept«. Er gibt Tapingunterricht in mehr als 25 Ländern auf 4 Kontinenten und gründete die International Kinematic Taping Academy, sodass die Methode weltweit Verbreitung findet.

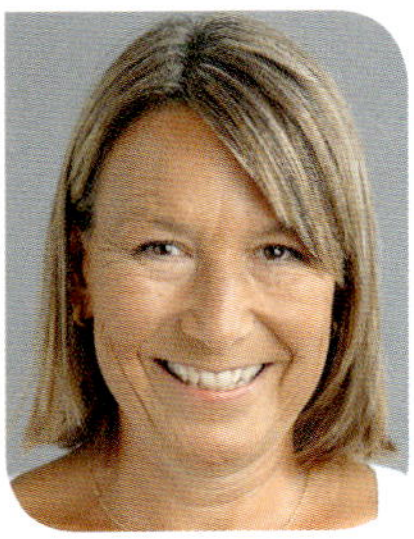

Karin Sertel ist seit 1980 Physiotherapeutin. Sie ist eine erfahrene Hand-, Manual (Maitland® Konzept)- und Cranio-Sacral-Therapeutin für Kinder und Erwachsene. Durch ihren Ehemann John Langendoen wurde sie 2002 mit dem Taping-Virus infiziert. Inzwischen ist das Selbst-Taping ein wichtiger Bestandteil ihrer Handrehabilitation geworden.

John Langendoen · Karin Sertel

Taping

30 Supertapes gegen
Muskel-, Nerven- und Faszienschmerzen

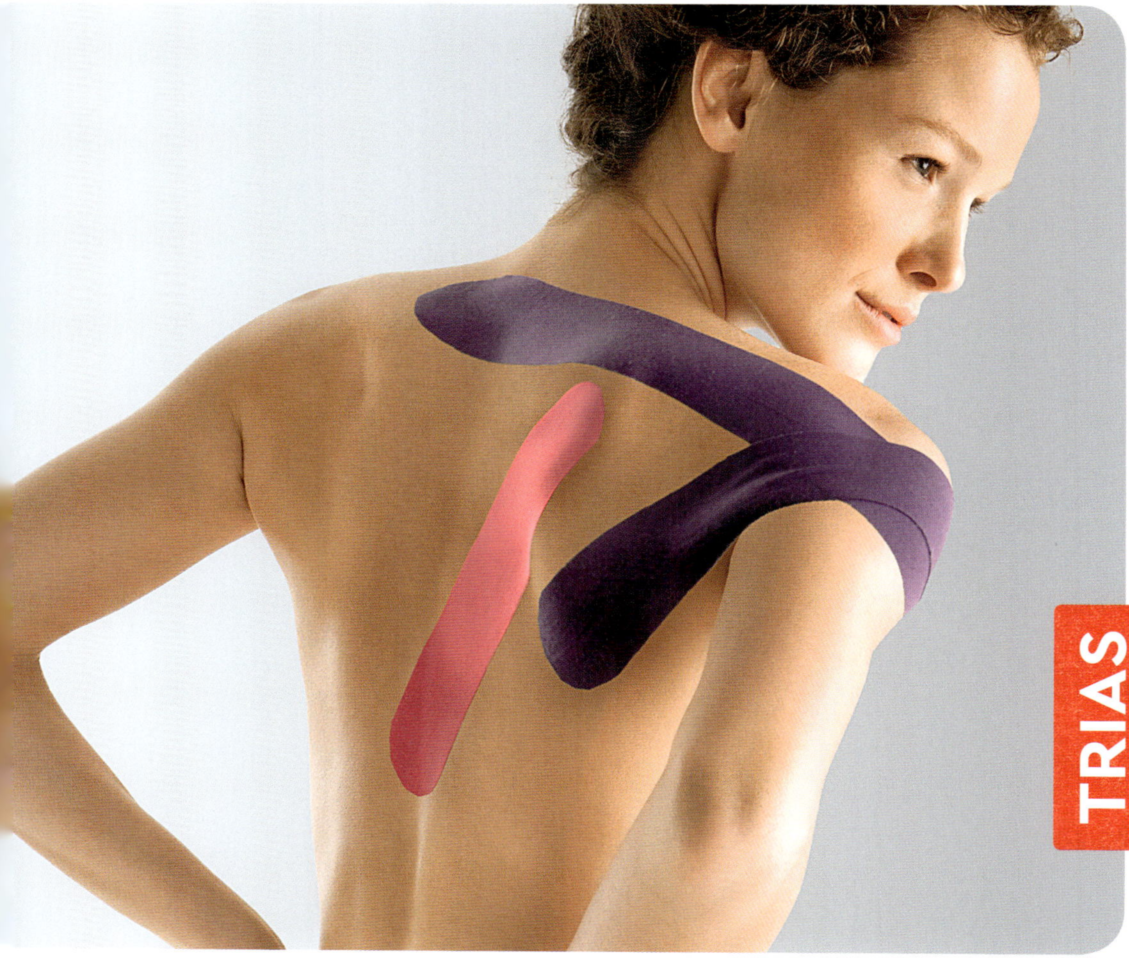

TRIAS

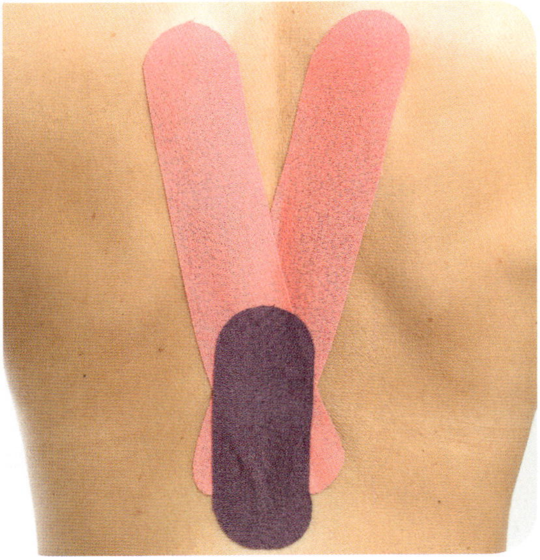

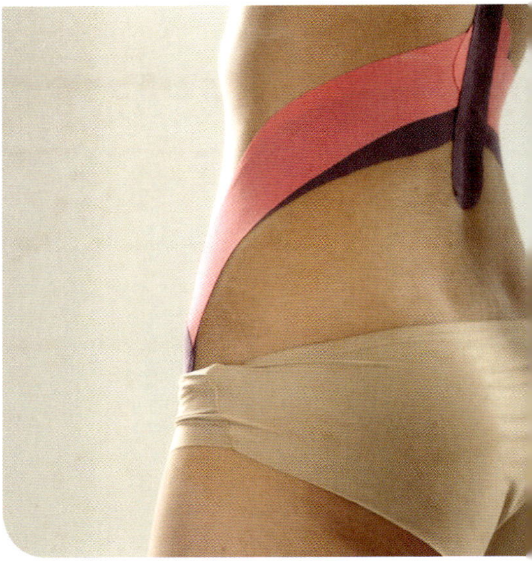

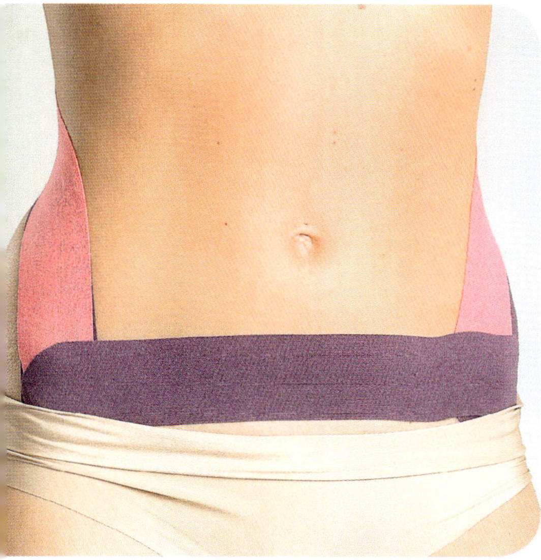

FASZIEN TAPE

Für Ihre Faszien!

Der Haupteffekt des Tapings beruht auf dem Zugeffekt des Tapes auf der Haut und den oberflächigen Faszien. Dadurch verändert sich das Bewegungsverhalten der Faszienschichten und es entsteht Widerstand gegen Bewegungen. Die Effekte: Schwellungen klingen schneller ab, Muskeln entspannen sich und Faszienschmerzen werden gelindert. Alle Tapes, die gezielt die Faszien ansteuern, sind entsprechend gekennzeichnet.

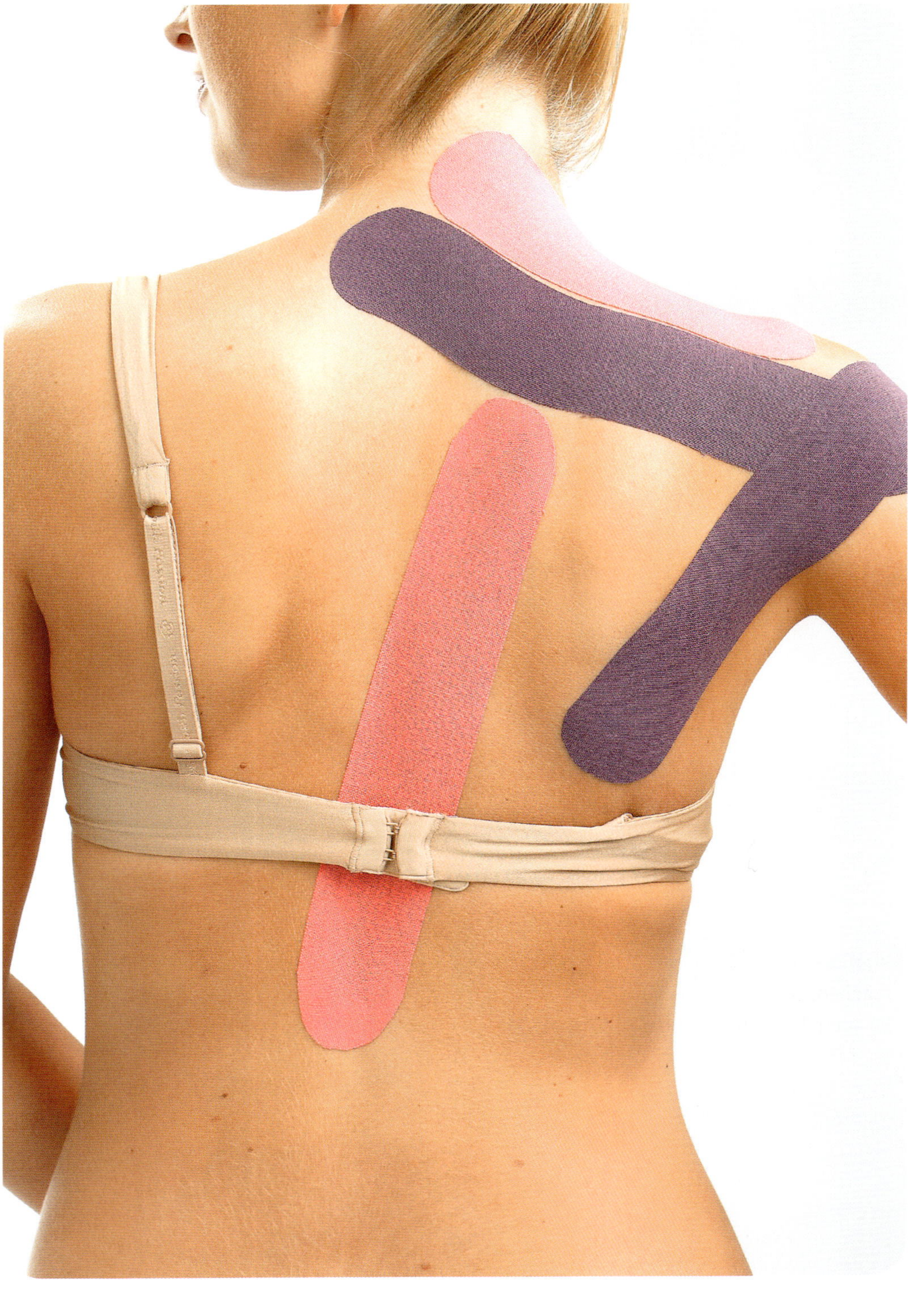

Liebe Leserin, lieber Leser,

viele positive Rückmeldungen, auch unserer Leser, zeigen uns einmal mehr: Ja, Taping hilft! Dies hat uns ermutigt, für Sie ein »Best of« zusammenzustellen: die 30 bewährtesten und gebräuchlichsten Tapes. Das Anlegen ist leicht zu erlernen: Nach wenigen Übungsläufen werden Sie es intuitiv beherrschen und nachhaltig von der heilenden und regulierenden Kraft dieser Methode profitieren.

Auch in der Wissenschaft hat die Methode Ihre Fähigkeiten unter Beweis gestellt: Unsere Tapeanlagen stützen sich konsequent auf aktuelle (neuro-)physiologische und therapeutische Erkenntnisse. Viele internationale Studien konnten ihre Wirksamkeit bestätigen. Wir unterrichten mit Taping-Lehrerteams inzwischen auf vier Kontinenten und in zehn Sprachen. Die Betreuung von Sportlern wie auch der Unterricht hat uns dabei bereits ins südliche Afrika, in den Nahen, Mittleren und Fernen Osten sowie nach Nord- und Südamerika geführt.

Egal, ob Sie Taping-Erfahrung haben oder nicht: Dieses Buch eröffnet Ihnen vielfältige Möglichkeiten der Taping-Selbsthilfe. Die Anwendungsgebiete reichen von Verspannungen und Blutergüssen über Muskelkater und Schwellungen bis hin zu Rückenschmerzen und Verstauchungen. Alles, was Sie dazu benötigen, ist ein gewöhnliches elastisches Tape! Da wir dieses Buch speziell für Laien entwickelt haben, benötigen Sie weder physiotherapeutische noch medizinische Vorkenntnisse. Sie erhalten alle erforderlichen Informationen, um sich selbst, Freunde oder Angehörige fachgerecht tapen zu können.

Im ersten Teil dieses Buches erläutern wir dazu, wie Taping wirkt und funktioniert und was dabei zu beachten ist. Im zweiten Teil lernen Sie 30 Tape-Anlagen kennen, die Sie einfach selbst oder – an unzugänglichen Stellen wie dem Rücken – mithilfe eines Tape-Partners kleben können. Nutzen Sie diese einfache, verträgliche und wirksame Methode, schmerzfreie Beweglichkeit zu unterstützen – vom Alltag bis zum Leistungssport.

Wir wünschen Ihnen viel Spaß und Erfolg beim Tapen,

Karin Sertel und John Langendoen
im Frühjahr 2017.

Übersicht: Das richtige Tape

Beschwerdebilder und geeignete Tapes.

A–Z	Muskel, Nerv, Faszie (Beispiele)	Weitere Strukturen und Erläuterungen	Geeignete Tapes aus diesem Buch
Achillessehnenreizung	Waden- und Schollenmuskel, Achillessehne (M. triceps surae, Tendo achillis)		2
Arthrose	Kniegelenk: Vordere und hintere Oberschenkelmuskeln (M. quadriceps und Mm. ischiocrurales)	Daumengelenk Handgelenk Hüftgelenk Kniegelenk	16, 17 30 6, 13 4, 5, 6, 7, 8, 30
Bänderdehnung, Sprunggelenk, außen		äußere Kapsel- und Bandstrukturen des oberen Sprunggelenks	1, 30
Bänderdehnung, Knie, innen		innere Kapsel- und Bandstrukturen des Kniegelenks	5, 6, 30
Bandscheibe, Halswirbelsäule	obere und untere Kapuzenmuskeln (Mm. trapezius descendens und ascendens), erste Rippe, Armgeflecht (Plexus brachialis)	Gelenke und Bandscheiben der unteren Halswirbelsäule	22, 24, 25, 26, 27, 28, 30
Beinschmerz, hinten	äußere und hintere Beinmuskeln (Tractus iliotibialis, Mm. ischiocrurales)		8, 9
Bluterguss		Hämatom	30
Brustwirbelsäule		Brustwirbelsäule und Rippen	15, 23
Coxarthrose		Hüftgelenk, Becken, Arthrose, Hüftbeschwerden	6, 13
Daumengrund- und -sattelgelenkarthrose			16, 17

A–Z	Muskel, Nerv, Faszie (Beispiele)	Weitere Strukturen und Erläuterungen	Geeignete Tapes aus diesem Buch
Gelenkerguss und Gelenkschmerz		Ellenbogengelenk Handgelenk Hüftgelenk Kniegelenk Schultergelenk	30 30 30 4, 5, 6, 8, 30 20, 21, 22
Gelenkverstauchung		Äußere Kapsel- und Bandstrukturen des oberen Sprunggelenks	1, 30
Gesäßschmerz	Ischiasnerv	Untere Lendenwirbelsäule	9, 10, 13
Gonarthrose	Kniegelenk	Kniegelenkschmerz	4, 5, 6, 8, 30
Halswirbelsäule, Schmerz	obere und untere Kapuzenmuskeln (Mm. trapezius descendens und ascendens), erste Rippe, Armgeflecht (Plexus brachialis)	Gelenke und Bandscheiben der unteren Halswirbelsäule	15, 22, 23, 24, 25, 26, 27, 28
Haltungsschwäche		Lenden-, Brust- und Halswirbelsäule, erste Rippe	13, 15, 23, 24, 25
Hamstrings	hintere Oberschenkelmuskeln (Mm. ischiocrurales)		8, 13
Hexenschuss	Rückenstrecker, Faszie (Fascia thoracolumbalis)	untere Lendenwirbelsäule	10, 11, 12, 13, 15
Hüftbeschwerden	Becken, Schneidersitzmuskel (M. sartorius)		6, 13
Iliopsoasmuskel	Hüftbeuger		6, 13
Ischias	Plexus sacralis, N. ischiadicus		9, 10, 13
Ischiocrurale Muskeln, Ischios	hintere Oberschenkelmuskeln (Mm. ischiocrurales)		8, 13

A–Z	Muskel, Nerv, Faszie (Beispiele)	Weitere Strukturen und Erläuterungen	Geeignete Tapes aus diesem Buch
Kapuzenmuskel	obere und untere Kapuzenmuskeln (Mm. trapezius descendens und ascendens)		22, 23
Karpaltunnelsyndrom	Mittelarmnerv (N. medianus)	Karpaltunnel	19, 30
Kaumuskelschmerz	Kaumuskeln (Mm. masticatores: Mm. temporalis, masseter, pterygoidei)		24, 27, 29
Kniebeschwerden beim Beugen	vordere, hintere und äußere Oberschenkelmuskeln (Mm. quadriceps, ischiocrurales, Tractus iliotibialis)		3, 4, 5, 6, 7
Kniebeschwerden beim Strecken	vordere, hintere und äußere Oberschenkelmuskeln (Mm. quadriceps, ischiocrurales, Traktus iliotibialis)		4, 5, 6, 7, 8
Kniescheibenspitzen-Syndrom			3, 4, 6
Kopfschmerz		Kopfschmerz bei Muskelverspannungen und Haltungsschwäche	15, 22, 24, 25, 27, 28, 30
Kraniomandibuläre Dysfunktion		muskulär bedingter Kiefer- und Gesichtsschmerz (Kaumuskeln, Mm. masticatores)	22, 24, 25, 27, 29
Kreuzschmerzen	Faszie (Fascia thoracolumbalis)	untere Lendenwirbelsäule, Rückenbeschwerden	10, 11, 12, 13
Lendenwirbelsäule, Schmerzen	Gelenke und Bandscheiben der unteren Lendenwirbelsäule, Faszie (Fascia thoracolumbalis), Ischiasnerv (Plexus sacralis, N. ischiadicus)		10, 11, 12, 13
Lymphödem			30

A–Z	Muskel, Nerv, Faszie (Beispiele)	Weitere Strukturen und Erläuterungen	Geeignete Tapes aus diesem Buch
Lymphtapes		Sprunggelenk, Kniegelenk	6, 30
Masseter-muskel	Kaumuskel (M. masseter)		29
Mausarm	Unterarmstrecker (Mm. extensores antebrachii)	Tennisarm	15, 18, 22, 24, 25
Muskelkater			2, 4, 8, 22
Muskelschmerz			2, 4, 8, 18, 22, 24, 30
Muskelschwund	Wadenmuskeln, Quadrizeps		2, 4
Muskelver-spannung		Ischios Kapuzenmuskel Unterarmstrecker	8 22 18
Nackenschmerz	obere und untere Kapuzen-muskeln (Mm. trapezius descendens und ascendens), erste Rippe, Armgeflecht (Plexus brachialis)	Gelenke und Band-scheiben der unteren Halswirbelsäule	15, 22, 24, 25, 27
Nacken-Schulter-Arm-Syndrom	obere und untere Kapuzen-muskeln (Mm. trapezius descendens und ascendens), erste Rippe, Armgeflecht (Plexus brachialis)	Gelenke und Band-scheiben der unteren Halswirbelsäule	15, 22, 24, 25, 26, 27
Nervenent-zündung und Nervenschmerz	Arm- und Beinnervengeflecht (Plexus brachialis und sacra-lis), erste Rippe, Beckenauf-richtung	Ischias Nacken-Schul-ter-Arm-Syndrom Trigeminus	9, 10, 13 15, 19, 24, 25, 26, 27 30
Oberschenkel-muskeln, vordere	vordere Oberschenkelmuskeln (M. quadriceps femoris)	Quadrizeps	4
Oberschenkel-muskeln, hintere	ischiocrurale Muskeln (Mm. ischiocrurales)	Ischios	8

A–Z	Muskel, Nerv, Faszie (Beispiele)	Weitere Strukturen und Erläuterungen	Geeignete Tapes aus diesem Buch
Oberschenkelmuskeln, äußere	äußere Oberschenkelmuskeln, äußere Oberschenkelfaszie (Traktus iliotibialis)		7
Osteoporose		Brustwirbelsäule	13, 15, 23, 24
Prellung		Hämatom	30
Quadrizeps	vordere Oberschenkelmuskeln (M. quadriceps femoris)		4
Rheuma, Weichteil			2, 4, 8, 18, 22, 24
Rotatoren-Manschette	Außendreher (Mm. supraspinatus, infraspinatus, teres minor), Innendreher (Mm. latissimus dorsi, subscapularis, teres minor)		20, 21, 22
Rückenbeschwerden		Lendenwirbelsäule	10, 13, 15
Rundrücken		Brustwirbelsäule	13, 15, 23, 24
Sartoriusmuskel	Schneidersitzmuskel (M. sartorius)		6
Scheuermann-Krankheit		Brustwirbelsäule	13, 15, 23, 24
Schleudertrauma		Halswirbelsäule	22, 24, 25, 26, 27, 28, 30
Schneidersitzmuskel	M. sartorius		6
Schulterschmerz			15, 20, 21, 22, 23
Schultersteife			15, 20, 21, 22, 23
Schwellung		Hämatom, Lymphödem	30

A–Z	Muskel, Nerv, Faszie (Beispiele)	Weitere Strukturen und Erläuterungen	Geeignete Tapes aus diesem Buch
Sehnenscheidenentzündung, Daumen	Muskeln zum Strecken und Abspreizen des Daumens (Mm. extensores und abductores pollicis longus und brevis)		17, 30
Senkfuß	hinterer Schienbeinmuskel (M. tibialis posterior)		3
Spannungskopfschmerz		Kopfschmerz bei Muskelverspannungen und Haltungsschwäche	15, 22, 24, 25, 27, 30
Sprunggelenk		Bänder- und Kapselverletzung des oberen Sprunggelenks nach Umknicktrauma	1, 30
Tennisarm oder Tennisellenbogen	Unterarmstrecker (Mm. extensores antebrachii)		15, 18, 24, 25
Thorakale Austrittsstelle Syndrom (TOS)	Armnervengeflecht (Plexus brachialis)	erste Rippe, TOS	22, 24, 25, 26
Unterarmmuskelschmerz, Außenseite	Unterarmstrecker (Mm. extensores antebrachii)		15, 18, 24, 25
Unterschenkelmuskeln, hintere	Waden- und Schollenmuskel (M. triceps surae)		2
Wadenkrampf oder -schmerz	Waden- und Schollenmuskel (M. triceps surae)		2
Zähneknirschen	Kaumuskeln (Mm. masticatores: Mm. temporalis, masseter, pterygoidei)		29

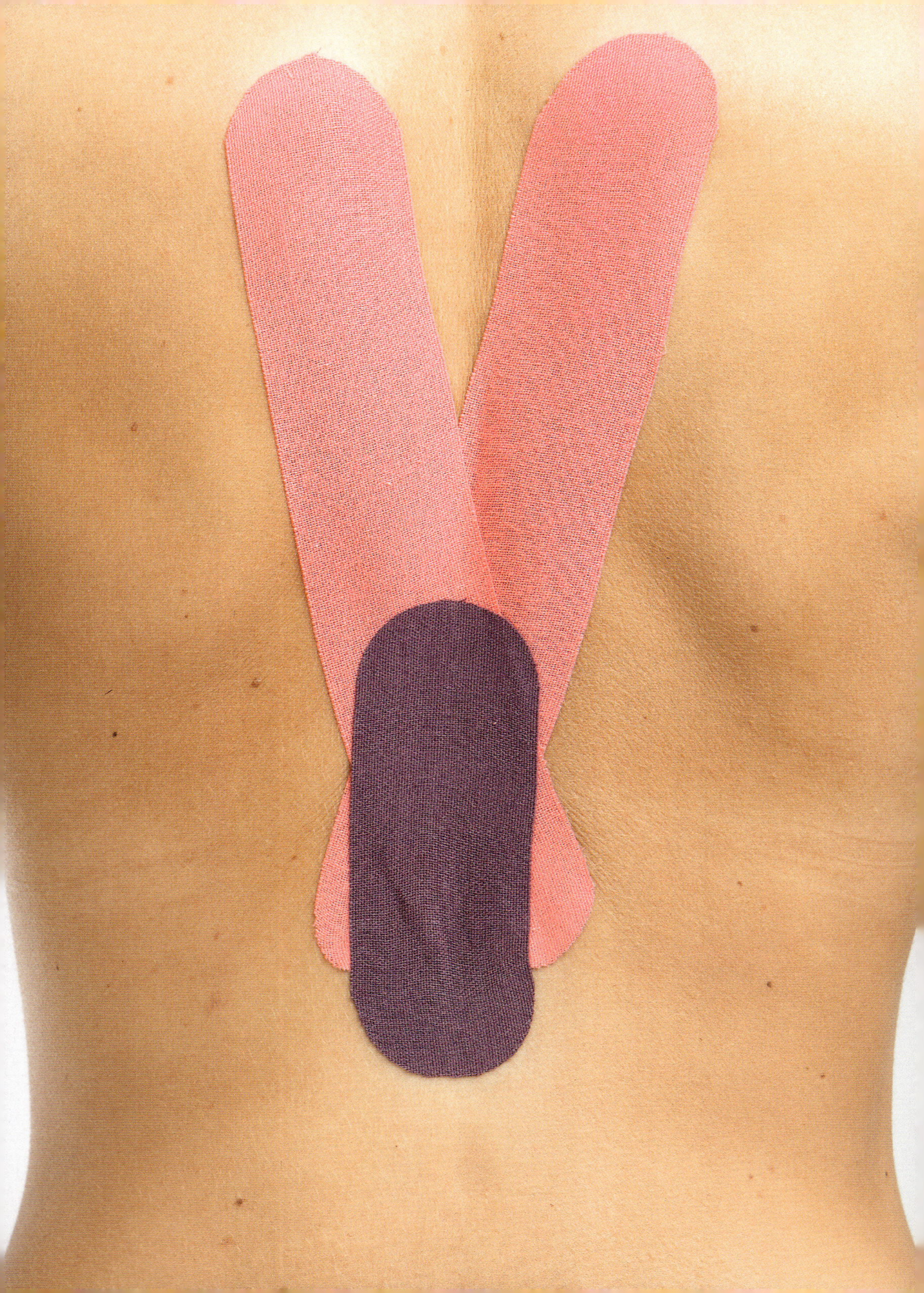

Schmerzfrei beweglich

Ob Arm oder Zeh, Kopf oder Bauch – Taping bringt Sie und Ihre Körperteile wieder in Schwung – ohne Risiken und Nebenwirkungen.

Taping – ist so einfach

Elastische Tapes haben sich von Japan über die USA nach Europa ausgebreitet. Ihr Geheimnis liegt in einer ebenso einfachen Anwendung wie verblüffenden Wirkung.

Von Alltagsbeschwerden bis zum Leistungssport haben sich Tape-Anlagen in allen Lebensbereichen bewährt. Die Top 30 finden Sie in diesem Buch. Obwohl es auch nicht dehnbare Varianten gibt, geht es hier nur um elastische Tapes.

Der wichtigste Effekt und Anwendungszweck des Tapings ist die Schmerzlinderung. Hierdurch steigert sich gleichzeitig die Beweglichkeit, was wiederum Schmerzen weiter reduziert. Diese können unterschiedliche Ursachen haben, darunter Verspannungen, Muskelkater, Muskelverletzungen (Prellung, Muskelfaserriss), Schwellungen oder überlastete oder verletzte Gelenke. Durch die stabilisierende, schützende und führende Wirkung unterstützen Tapes dabei schmerzfreie und verhindern schmerzhafte Bewegungen. Dies schützt verletztes Gewebe, ohne die erwünschte Beweglichkeit einzuschränken – der effektivste Weg zur Beschwerdefreiheit – von der Verspannung bis hin zum Knochenbruch. Schwellungen gehen zurück, und die Muskelspannung normalisiert sich, ob im Bereich von Lendenwirbelsäule, Rücken, Schulter oder Beinmuskulatur. Sie können Tapes auch vorbeugend einsetzen, z. B. um bei schwachen Gelenkstrukturen ein Umknicken des Fußgelenks beim Sport zu verhindern.

Therapie ohne Nebenwirkungen

Taping überzeugt auch durch die sichere und fast nebenwirkungsfreie Anwendung: Das Schlimmste, was eintreten kann, sind Hautreaktionen, z. B. bei empfindlichen Hauttypen oder fragwürdiger Tape-Qualität. Hingegen lassen sich andere, belastende Therapien wie Schmerzmedikamente mithilfe von Tape-Anlagen häufig reduzieren oder führen, wie im Fall der Physiotherapie, zu deutlich besseren Erfolgen.

Die Tapes fühlen sich meist sehr angenehm an, wirken sofort und lenken Ihre Achtsamkeit auf die behandelten Bereiche. Sie werden sich damit i. d. R. sicherer und beweglicher fühlen und spielend leicht lernen, sich selbst zu behandeln.

Wie wirkt Taping?

Man vermutet, dass Nervenendigungen unter der Haut wesentlich an der Wirkung der Tapes beteiligt sind. Diese können über die Wahrnehmung vitalisierender Zug- und Druckreize reflektorisch über das Rückenmark eine Lockerung und Bewegung der betroffenen Regionen bewirken und das Schmerzempfinden vermindern. Zudem lässt sich mit dem Tape-Zug die Stellung von Knochen und Gelenken verbessern. Eine Bewegung, der mithilfe des Tapes ein gewisser Widerstand entgegengesetzt wird, lässt sich häufig leichter ausführen. Auch Schwellungen wie Blutergüsse nach Traumen oder gestaute (Lymph-)Flüssigkeit gehen durch Taping (ohne Zug) nachweislich zurück. Denn die Tapes wirken offenbar wie eine manuelle Lymphdrainage und stimulieren Stoffwechsel, Durchblutung und Lymphaktivität im lokalen Gewebe. Auch dies macht sie bei Sportverletzungen und zur schnelleren Regeneration nach Anstrengungen so wertvoll.

Erfolgsgeschichte einer (Selbst-)Behandlung

Vorläufer des elastischen Tapes ist das klassische, nicht elastische Tape. Erste Varianten wurden bereits im alten Ägypten und Griechenland dazu genutzt, verletzte Gelenke ruhigzustellen und zu schützen. In der Neuzeit griff der New Yorker Chirurg Virgil P. Gibney diese Praxis wieder auf.

Kenzo Kase, ein japanischer Chiropraktiker und Kinesiologe, experimentierte als Erster mit elastischem Tape-Material. Er entwickelte in den 1970er- und 1980er-Jahren in den USA und später in Tokio elastisches Klebematerial, um die

Eigenschaften der Haut zu nutzen und nachzuahmen und damit u.a. die Zirkulation und den Stoffwechsel zu fördern. Seine Methode wurde als Kinesio-Taping bekannt. Dieses erlebte von 2000 bis 2002 durch den Einzug in den internationalen Profi- und Olympiasport eine nie gekannte Popularität. Radsportler und Profifußballer beeindruckten auf Turnieren fortan durch rote und blaue Klebestreifen.

Das von uns entwickelte Kinematic Taping® verbindet die Kase-Methode mit den Prinzipien der manuellen Physiotherapie und lässt sich damit nahtlos in jeden Physiotherapie- oder Trainingsplan einfügen.

Muskeln: Verspannungen reflektorisch lösen

Muskeln bewegen, führen und entlasten die Gelenke. Schmerzen entstehen häufig durch unausgewogene Muskelkraft- und Muskellängenverhältnisse. Durch Über- oder Unterforderung der Muskulatur kommt es außerdem zu Verspannungen. Muskeln zeigen sich dann verdickt, verhärtet, schmerzhaft und unbeweglich. Da sie häufig zwei Gelenke überqueren, können Muskelungleichgewichte auch im Nachbargelenk Beschwerden verursachen. Auch Fehlstellungen wie ein Senk-Spreiz-Fuß in Kombination mit X-Beinen können zu Muskel- und Gelenkschmerzen (hier: Kniebeschwerden) führen.

Bei Muskelüberlastungen, z.B. durch Fehlhaltungen, übermäßiges Sitzen oder Stehen, können zudem kleine Risse im Muskelgewebe auftreten. Dies gilt auch für extrem einseitige Bewegungsabläufe beim Sport oder Arbeiten, z.B. Heben, Tragen oder Bedienen von Tastatur, Maus, Tablet oder Smartphone. In der Folge tritt Flüssigkeit aus, die schmerzhaft auf den Muskel und sensible Nerven drückt. Dies führt wiederum zu einer Spannungserhöhung mit zunehmenden Schmerzen. Der Muskel verkrampft.

Tape-Anlagen setzen reflektorische Reaktionen zwischen Hautnerven und Muskulatur in Gang, sogenannte kutiviszerale Reflexe. Der Spannungsreiz des Tapes hemmt hierbei die Schmerzentstehung im Muskel und durchbricht damit den Teufelskreis aus Schmerz, Verspannung und Fehlhaltung. Der Muskel entspannt sich, wird beweglicher, länger und weicher. Damit wirkt Taping ähnlich wie eine sanfte, schmerzfreie Massage, und dies über Stunden bis Tage. Zudem verbessert es den Muskelstoffwechsel und ist in der Lage, die durch den Muskel gesteuerte Bewegungsrichtung zu korrigieren. Somit erlernt dieser wieder die schmerzfreie, entspannte Bewegung und erhält dank der Elastizität des Tapes dennoch genug Bewegungsfreiheit, um sich im Entlastungsbereich aufzubauen.

Auch Muskelverletzungen selbst lassen sich sehr gut tapen – von der Zerrung bis zum Muskelfaserriss. Weil Tape-Anlagen dabei eine größtmögliche Beweglichkeit erlauben, sind sie den meisten anderen Therapien sogar deutlich überlegen.

Nerven: Wirkung über drei Wege

Die Neurodynamik befasst sich mit dem Gleit- und Spannungsverhalten der Nerven. Diese können Längen von über einem Meter erreichen und bei einer Reizung – z. B. durch eine Entzündung oder den Druck verspannter Muskulatur – an weit vom Reizort entfernten Stellen Symptome verursachen. Dazu zählen starke Schmerzen, Kribbeln oder Taubheit, z. B. eingeschlafene Finger oder Zehen oder eine Beeinträchtigung von Bewegungsabläufen. So können Nervenprobleme auch das Bewegungsverhalten eines Gelenks erheblich stören, Gelenkschmerzen verursachen oder ihrerseits Muskeln verspannen lassen. Auch Krankheiten, Unfälle, Dauerstress oder Fehlbelastungen im Alltag können Nerven überreizen.

»Muskeln schützen Nerven«, lehrte der große australische Meister der Behandlung von Nervenschmerzen, Bob Elvey, bereits vor 30 Jahren. Muskeldehnungen helfen hier nicht weiter, zumal sich Nerven nicht mitdehnen lassen. Dagegen sind Tapes bei schmerzhaften Nervenbewegungen häufig wahre Wundermittel. Sie aktivieren die Mechanorezeptoren in der Haut, die über das zugehörige Rückenmarkssegment auf die motorischen Nerven im Muskel einwirken und so den Muskel entspannen und aktivieren. Zu diesen sensiblen Nervenendigungen zählen v. a. drei Arten von Rezeptoren:

- Golgi-Rezeptoren befinden sich vorwiegend am Übergang zwischen Muskel und Sehne, in Gelenkkapseln und -bändern. Sie werden durch starke Reize stimuliert und initiieren eine Spannungssenkung der Muskulatur.
- Pacini-Rezeptoren reagieren bereits auf schwache Reize und dienen hauptsächlich der Propriozeption (Selbstwahrnehmung) von Bewegungen.
- Interstitielle Nervenendigungen befinden sich in fast allen Körpergeweben. Sie sind für die Bewegungswahrnehmung sowie für Schmerz- und Temperaturempfinden zuständig.

Somit verbessert Taping die Selbstwahrnehmung (Propriozeption) der Bewegung und Gelenkstellungen und ermöglicht damit eine bessere Kontrolle und Koordination der Bewegungsabläufe. Zum anderen stimuliert es offenbar im Hirnstamm die sogenannten Raphe-Kerne. Diese aktivieren wiederum über das Hinterhorn des Rückenmarks schmerzhemmende Interneurone sowie die Ausschüttung von Endorphinen – körpereigenen Morphinen, die ebenfalls schmerzlindernd wirken.

WICHTIG Indem der Zug des Tapes Haut- und Gewebeschichten anhebt und gegeneinander beweglicher macht, entsteht zusätzlich eine Druckentlastung für alle darunterliegenden Gewebe.

Faszien und Taping

Das Fasziennetzwerk macht den Körper stabil und beweglich. Taping kann Faszien mobilisieren und damit die schmerzfreie Beweglichkeit entscheidend verbessern.

Bei Faszien handelt es sich um faseriges oder elastisches Bindegewebe, insbesondere Gelenk- und Organkapseln, (Halte-) Bänder, Muskelhüllen, Sehnen sowie flächige Bindegewebsschichten. Sie durchziehen, stützen und führen als Netzwerk den ganzen Körper einschließlich des Bewegungsapparats. Somit verbinden Faszien nicht nur alle Muskeln, Nerven und Organe miteinander, sondern organisieren auch die Bewegung, Kraft und Haltung.

Forschungen der letzten Jahre ergaben, dass Faszien zusammen mit Muskeln (Zugkräfte), Knochen (lineare Druck- und Scherkräfte) und Organen (hydrostatische Kräfte) ein inneres Spannungsnetzwerk bilden. Dieses ist wesentlich für die Stabilität und Beweglichkeit des Körpers verantwortlich. Man spricht vom Tensegrity-Modell, das aus der Architektur bekannt ist: Durch ein dynamisches Gleichgewicht aus Zug-, Druck- und Scherkräften lassen sich hohe Lasten und Kräfte bei geringem Eigengewicht der Tragestrukturen »freischwebend« stabilisieren. Somit sind es nicht, wie früher angenommen, Knochen und Wirbelsäule, die säulengleich den Körper tragen, sondern das Zusammenspiel dieser Strukturen. Faszien spielen dabei buchstäblich eine tragende Rolle.

Ist dieses myofasziale Netzwerk an einer oder mehreren Stellen blockiert, können Spannung, Zug oder Druck nicht mehr natürlich über den Körper verteilt werden und sorgen für einen Kräftestau – mit Schmerzen, Verspannungen, Verhärtungen und Fehlbelastungen als Folgen.

Lösen, entspannen, aktivieren

Die Faszienforschung wurde in den letzten Jahren zunehmend auf die regulatorischen Effekte des Tapings aufmerksam. Denn dieses kann offenbar reflektorisch das Zusammenspiel zwischen Muskeln und Faszien – die myofasziale Balance – wiederherstellen. Dies ist Voraussetzung für eine schmerzfreie und reibungslose Beweglichkeit. Über ihre Wirkung auf Bewegungs- und Schmerzrezeptoren der Faszien können Tape-Anlagen deren Spannung und Beweglichkeit sowie ebenfalls die Selbstwahrnehmung verbessern. Tape-Anlagen üben bei Bewegung auf die Haut einen gegengerichteten Zug aus und verschieben diese damit gegenüber der darunterliegenden Faszie, mit folgender Mobilisation. Dies wirkt auch auf Muskulatur und Gelenke direkt schmerzlindernd und mobilisierend und verbessert die Selbstwahrnehmung und Koordination aller Körperteile und Bewegungen. Die Muskelspannung verringert sich, und eine natürliche, schmerzfreie Körperhaltung und Bewegung stellen sich ein. Dies wurde u. a. eindrücklich für den Zusammenhang zwischen Beschwerden der Lendenwirbelsäule (»Kreuzschmerz«) und dem Zustand der Thorakolumbar-Faszie belegt. Diese ist bei Schmerzen meist verdickt, verkürzt (evtl. auch verletzt oder vernarbt) und vermittelt somit – besonders bei Bewegung – deutlich mehr Schmerzsignale. Diese führen wiederum zur Verspannung der Muskulatur bis in die Oberschenkel und zu schädlichen Schonhaltungen.

Das oberflächliche fasziale Netzwerk lässt sich durch Tape-Anlagen hervorragend behandeln. Denn Taping ist offenbar in der Lage, Spannungen, Bewegungsblockaden und Schmerzen des Fasziengewebes – und damit auch des Muskels – zu lösen und die Empfindlichkeit der Schmerzrezeptoren zu senken. Fast unmittelbar nach dem Aufkleben sinkt die Muskelspannung bei erhöhter Beweglichkeit und Kraft.

Das Geheimnis der myofaszialen Linien

Um Faszien mitzubehandeln, müssen Sie kein Experte sein. Denn diese befinden sich überall dort, wo auch Muskeln, Sehnen, Bänder, Organe oder Gelenke anzutreffen sind – und somit in allen Zielbereichen für Tape-Anlagen. Es gibt jedoch einige Linien besonders dichter Faszienfasern, die den Körper als Netzwerk durchziehen. Man spricht von myofaszialen Linien. Wenn Sie entlang dieser kleben, erreichen Sie den stärksten Effekt auf das fasziale Netzwerk. Die zwei wichtigsten Bahnen – die beiden Rückenlinien – unterstützen unsere aufrechte Haltung. Sie liegen rechts und links wenige Zentimeter neben der Wirbelsäule. Sie verlaufen jeweils von der Fußsohle über Ferse und Wade, kurzzeitig geteilt über die beiden Kniekehlensehnen, weiter über Oberschenkelrückseite, Gesäß, Rücken, Nacken über den Kopf bis zur Augenhöhle. Die Spannung dieser Linien weist nach unten. Die beiden Bauchlinien ziehen vorne vom Fußrücken über die Beinvorderseite, vorderen Beckenkamm, Bauch, Brustbein, Hals, hinter beide Ohren und über den Kopf ebenfalls zu den Augenhöhlen. Die Spannung weist nach oben. Außerdem gibt es:

- die Seitlinie von der Fußsohle über Außenknöchel, Beinseite, seitlichen Beckenkamm, Rumpfseite bis über die Ohren
- die vordere und hintere Armlinie, jeweils speichen- und ellenseitig von der Hand zur Schultermuskulatur ziehend
- die Spirallinie, die vom seitlichen Hinterkopf über das gegenseitige Schulterblatt zum Brustkorb und schräg zum gegenüberliegenden Beckenkamm zieht, weiter über seitlichen Oberschenkel, Knie und Schienbein zur Fußinnenseite

Diese myofaszialen Linien halten unseren Körper aufrecht und verteilen die Kräfte ergonomisch entlang ihrer Spannungsrichtung (die Spannung weist jeweils in Zugrichtung des Aufrichtens, z. B. am Rücken nach unten). Tape-Anlagen auf diesen Linien (meist mit Zug) können wesentlich zur Spannungsregulierung in den Geweben, Verbesserung der Körperhaltung und Steigerung der schmerzfreien Beweglichkeit beitragen. Diesen Effekt können Sie mit regelmäßigen Fasziendehnungen unterstützen. Am Ende dieses Buches finden Sie dazu die Anleitung für ein tägliches 7-Minuten-Faszientraining.

» Myofasziale Ketten umspannen den gesamten Körper und bilden die Grundlage für Bewegung.

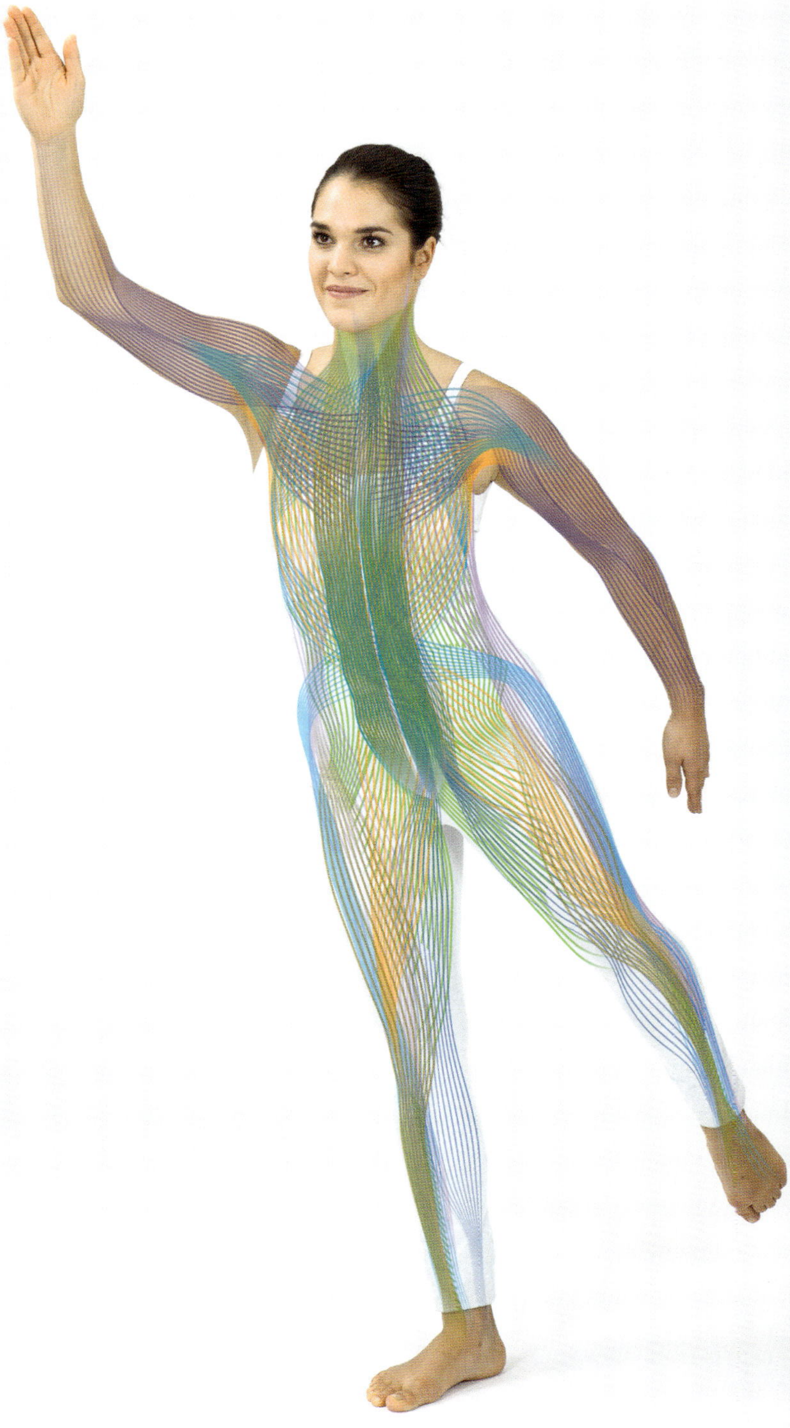

Taping selbst durchführen

Tapes können Sie ganz einfach selbst anlegen. Die richtige Technik haben Sie schnell erlernt und werden sie nach wenigen Übungen mühelos anwenden.

Wenn Sie Taping zum ersten Mal praktizieren, können Sie mit einfachen Tape-Anlagen starten und zunächst an gesundem Gewebe üben, z. B. mit einem lymphatischen Tape (Tape 30) auf dem Oberschenkel. Dasselbe gilt für Ihren Tape-Partner, den Sie für einige Varianten – z. B. am Rücken – benötigen.

Sie werden nach den ersten Versuchen rasch Fortschritte erzielen und registrieren bald intuitiv, ob ein Tape richtig angelegt ist.

Achtung: Schmerzen, Jucken, Ziepen, Bewegungseinschränkungen oder andere Beschwerden nach Anlegen des Tapes deuten auf Fehler hin, die Sie korrigieren sollten. Ein richtig angelegtes Tape verursacht nie Beschwerden, sondern fühlt sich von Anfang an angenehm an.

Qualitätsunterschiede beim Material

Üblicherweise bestehen Tapes aus atmungsaktivem Baumwollgewebe mit 3–4 % Elastan, sind robust, gut hautverträglich und wie Wundpflaster mit Polyacrylatkleber beschichtet. Die Dehnbarkeit liegt zwischen 40 und 75 %. Die Qualität und Stärke der Baumwollfäden sind wichtig, damit das Tape reißfest ist. Von Billigprodukten raten wir ab. Die besten Tapes werden zurzeit in Korea hergestellt. Handelsüblich sind meist 5 cm Breite und 5 Meter Länge. Eine solche Tape-Rolle kostet in guter Qualität zwischen 7 und 12 Euro. Mittlerweile sind auch Breiten von 2,5 und 7,5 cm, längere Rollen sowie Tapes aus Nylon, mit zwei Dehnungsrichtungen (quer und längs) oder vorgeschnittenen Formen, erhältlich. Für die beschriebe-

nen Tape-Anlagen und auch die meisten anderen Anwendungen reichen normale Varianten jedoch völlig aus.

Viele Tape-Marken sind identisch und werden zum Teil vom selben Hersteller angeboten. Für die Bilder in diesem Buch wurde 3NS® Tex Sporttape aus Korea verwendet. Dieses wird von der Firma selbst hergestellt und für eine bessere Hautverträglichkeit nach der Herstellung drei Tage freier Luftzufuhr ausgesetzt. Therapeuten schätzen auch die Baumwollqualität (reißfest), Klebkraft und große Farbauswahl.

Keine Angst vor Wasser und behaarter Haut

Da die Tapes Feuchtigkeit gut vertragen, ist auch Schwitzen, Schwimmen oder Duschen damit kein Problem. Allerdings sollten Sie sich in diesem Bereich vorsichtig abtrocknen, da die Haftkraft in feuchtem Zustand abnimmt.

Stark behaarte Haut steht jedoch einer Tape-Anlage entgegen, da das Tape in diesem Fall v.a. an den Haaren haftet, entsprechend wenig Effekt auf das Gewebe entfaltet und beim Abziehen schmerzt. Daher sollten Sie entsprechende Bereiche vorher enthaaren. Wenn Sie dies am Vortag tun, hat sich die Haut bereits erholt.

Wann entfernt man die Tapes?

Meist liegen Tapes mehrere Tage. Je nach Zweck und Beanspruchung bewegt sich die Tragedauer aber zwischen einigen Stunden (z.B. für den Sport) und einer Woche – wenn die Tapes ausgeleiert und neue Reize erforderlich sind. Starker Zug oder intensive Bewegung verringern die Haltbarkeit entsprechend. Entfernen Sie die Tapes am besten unter der Dusche, langsam und in Haarwuchsrichtung – nicht ruckartig.

Tape-Formen: Y, I oder X?

Das abgeschnittene Stück Tape hat zunächst immer eine sogenannte **I-Form**. Diese Form ist auch für die Anwendung die einfachste und gebräuchlichste.

Welche Rolle spielt die Farbe?

Die auffälligen knalligen Farben haben die Tapes berühmt gemacht, sagen aber nichts über Wirkung oder Eigenschaften aus. Somit können Sie nach eigenem Geschmack frei unter mindestens 14 Farbtönen wählen. Zurzeit sind die traditionellen Farben Magenta (Pink), Cyan (Türkis), Beige und Schwarz sehr gebräuchlich, es gibt jedoch auch richtiges Rot und Blau Weiß, Silbergrau, Lila, Orange, Gelb, Grün und Braun.

Ursprünglich verwendete man Beige für Nerven, Magenta für Meridiane und Cyan für Muskeln. Später orientierte man sich eher an der Farbwirkung: warme Farben wie Rot, Magenta und Orange für aktivierende, kühle Farben wie Blau oder Cyan für entspannende Anwendungen. Heute überlässt man die Farbwahl der individuellen Vorliebe. Sie werden schnell die passenden Farben finden, am besten durch Intuition und Ausprobieren.

Manche Tape-Anlagen erfordern jedoch das einfache Einschneiden in Längsrichtung von einem Ende aus. Somit entsteht eine **Y-Form**. Bei manchen Anlagen oder größeren Körperteilen wie z. B. kräftigen Oberschenkel- oder Wadenmuskeln kann man stattdessen auch zwei Streifen wie ein Y kleben. Y-Zügel können auch unterschiedlich lang sein, z. B. entsprechend der Länge verschiedener Finger.

Wenn Sie das abgeschnittene Stück Tape in Längsrichtung von beiden Seiten einschneiden, erhalten Sie eine **X-Form**, bei mehreren Längseinschnitten von einer Seite ein **3-Zack** oder **4er-Tentakel**.

Gewebestrukturen des Körpers – und somit auch Tape-Anlagen – kennen keine scharfen Kurven oder rechten Winkel.

Mit oder ohne Zug?

Anlage mit Zug bedeutet, dass das elastische Tape vor dem Aufkleben (ohne

Verschiedene Tape-Formen

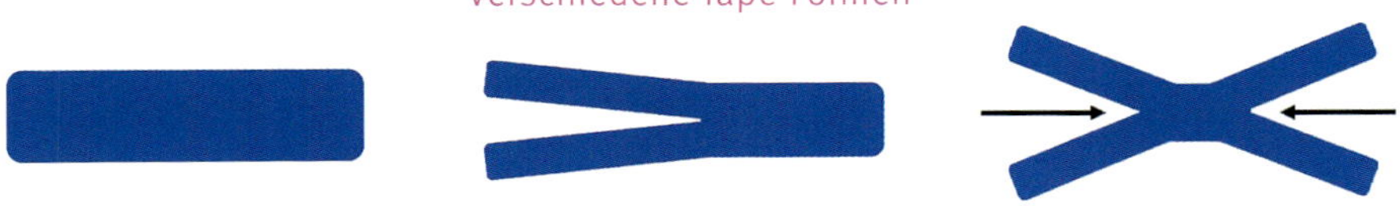

I-Form Y-Form X-Form

Zugstärken und Anwendungsbeispiele.

Zugstärke	Anwendungsbeispiele
kein Zug	Schwellungen, Ödeme, lymphatisches Taping
leichter Zug	empfindliche Bereiche wie Innenseite der Oberarme oder Oberschenkel
deutlicher Zug	bei straffem Gewebe
starker Zug	nur manchmal bei Gelenken, Knochen
maximaler Zug	mechanische, nicht elastische Technik, für Gelenke und Knochen geeignet, nur manchmal angewandt

Klebefolie) gedehnt wird und dann einen elastischen Zug auf die Haut ausübt. Wird es ohne Zug, also ungedehnt aufgeklebt, dehnt es sich bei Bewegungen mit.

Die Basis – dort beginnt man mit dem Kleben – wird meistens ohne Zug angelegt. Sie kann an einem Ende, an beiden Enden, mittig oder im Verlauf des Tapes liegen. Nun kann man das Tape unterschiedlich stark von der Basis wegziehen.

Die Basis (B), also die Tape-Stelle, die zuerst und ohne Zug geklebt wird, kann sich an unterschiedlichen Stellen des Tapes befinden.

Dehnt man ein Tape (3 % Elastan) maximal, ergibt sich eine ⅔-Längenzunahme. 15 cm Tape lassen sich also bis auf 25 cm ausziehen.

Tape anlegen: Schritt für Schritt

In wenigen Schritten gelangen Sie zu einer erfolgreichen Tape-Anlage.

Vorbereitung

Legen Sie zunächst alles bereit:

- Tapes: elastisch, 5 cm breit, 3 % Elastan, in mindestens 2 Farben Ihrer Wahl

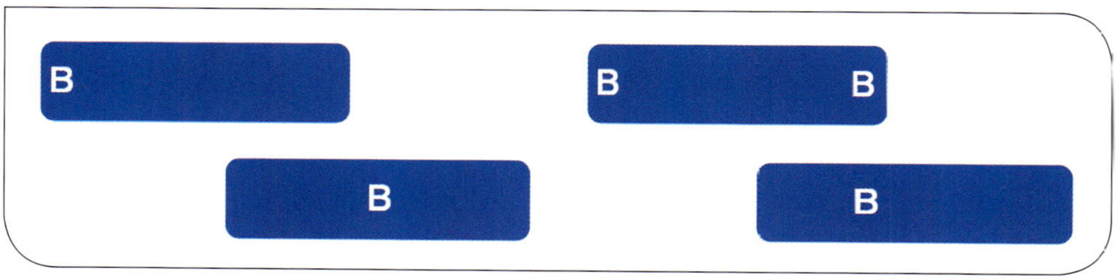

- Schere, z. B. Papierschere
- Rasierer bei starker Körperbehaarung (idealerweise am Vortag rasieren)
- bei fettiger Haut: Alkohol (45 %) zur vorherigen Hautreinigung mit Pads
- Spiegel bei Tapes außerhalb des Blickfelds
- Stuhl oder Hocker
- Tisch zum Armablegen oder Abstützen
- evtl. Kissen zum Armablegen

Wann Sie nicht tapen sollten

Trotz guter Verträglichkeit sollten Sie unter bestimmten Voraussetzungen vorsichtig sein. So sprechen offene Wunden, sehr empfindliche oder schlaffe Haut (v. a. bei älteren Menschen) gegen eine Tape-Anlage. Behutsam sollten Sie auch an Bereichen schlaffer Haut vorgehen, insbesondere an Oberschenkel- und Oberarminnenseite, vorderer Hals- und Augenpartie. Ihr persönliches Empfinden liefert hierbei den besten Hinweis, bis wohin Sie ein Tape anlegen.

Nicht geklebt wird:

- im Bauchbereich bei Schwangeren
- bei sehr großen Ödemen und gleichzeitiger Herzerkrankung
- bei Beschwerden mit Fieber unklarer Herkunft
- im Bereich von tiefen Venenthrombosen, Krampfadern oder Tumoren
- bei deutlichen Hautreaktionen oder bekannter Pflasterallergie

Am besten funktionieren Tape-Anlagen auf gesunder, straffer Haut. Eine leichte Rötung nach dem Abziehen ist harmlos. Quaddeln, Ekzeme oder andere Hautveränderungen deuten aber auf Unverträglichkeitsreaktionen hin.

Länge abmessen

Um die erforderliche Länge abzumessen, legen Sie das Tape (Schutzfolie noch nicht abziehen) auf die gleiche Art an, in der Sie auch später kleben, z. B. vom Ellenbogen bis zum Handgelenk. Am Ende

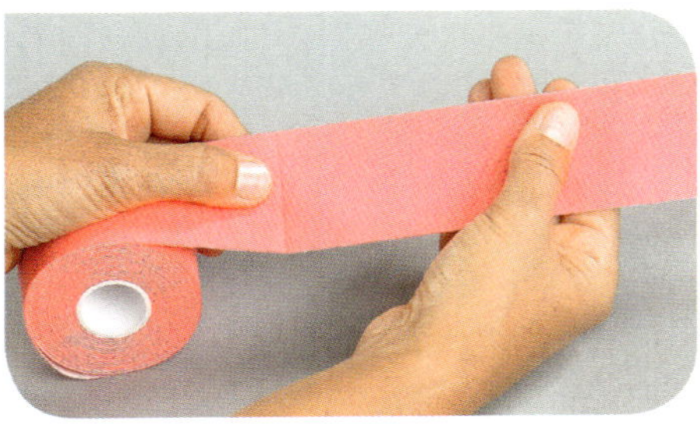

Schneiden Sie die abgemessene Tape-Länge entsprechend kürzer ab, wenn die Tape-Anlage mit Zug erfolgt.

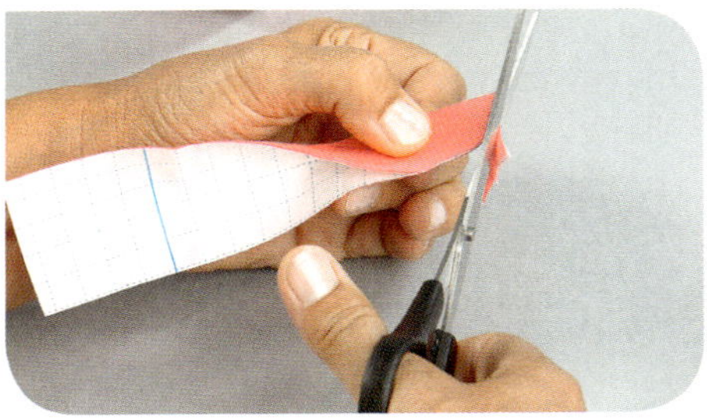

Um die Ecken zu runden, falzen Sie das Tape-Ende mittig ein und schneiden dann gleichzeitig beide Ecken ab.

knicken Sie es um, um die Schnittstelle zu markieren. Wird das Tape ohne Zug verwendet, können Sie direkt die gemessene Länge abschneiden. Für leichten Zug müssen Sie diese um ein Achtel kürzen, also das letzte Viertel zur Hälfte abschneiden. Für deutlichen Zug kürzen Sie um ein Viertel. Runden Sie anschließend sämtliche Ecken des Tapes ab, damit sie sich nicht vorzeitig ablösen.

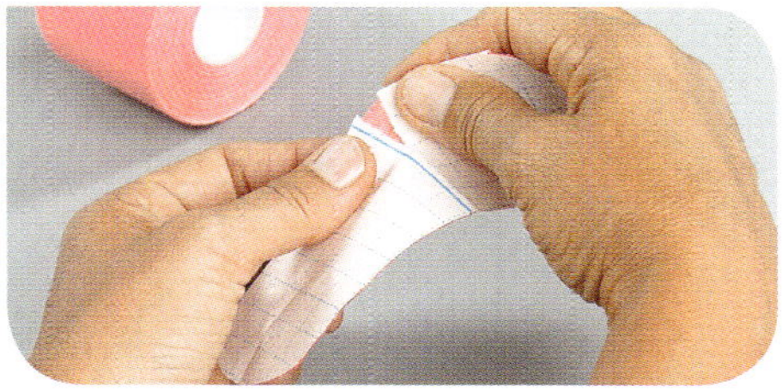

Wenn Sie die Schutzfolie etwas einreißen und dann abziehen, brauchen Sie die Klebeseite nicht zu berühren, und die volle Klebekraft bleibt erhalten.

Aufkleben und kontrollieren

Markieren Sie, wenn nötig, Beginn und Ende des Tapes auf der Haut. Das vermeidet unnötiges Suchen während des Anlegens. Nehmen Sie nun die gewünschte Ausgangsstellung ein, wie bei der Tape-Anlage beschrieben. Entfernen Sie an der Basis die Schutzfolie ein Stückchen vom Tape. Die Klebeseite möglichst nicht mit den Fingern berühren. Legen Sie die Basis ohne Zug, das restliche Tape anschließend mit dem angegebenen Zug an. Die Schutzfolie vorher oder direkt beim Anlegen abziehen. Bitte achten Sie darauf, dass sich der getapete Körperteil nach wie vor in der richtigen Ausgangsstellung befindet. Kleben Sie nicht über Kleidung oder Schmuck.

Kontrollieren Sie nun die Tape-Anlage und korrigieren Sie sie bei Bedarf durch Abziehen und erneutes Kleben desselben Tapes. Fühlt es sich gut an, schmerzt, beengt oder wirft Falten? Sofern weitere Tapes zum Einsatz kommen, kleben Sie diese i. d. R. teilweise überlappend. Enden, die sich leicht lösen könnten, fixieren Sie mit einem quer dazu verlaufenden Sicherungs-Tape ohne Zug. Haben Sie alles kontrolliert und sitzt die Anlage richtig, aktivieren Sie den Kleber. Dazu streichen Sie mehrfach mit der flachen Hand von der Mitte zu den Enden des Tapes. Dieses klebt nun stabil auf der Haut und lässt sich nicht mehr wiederverwenden.

WICHTIG: Sie können sich immer dann selbstständig mit einem Tape versorgen, wenn Ihnen die Ursache Ihrer Beschwerden bekannt ist. Neu auftretende, zunehmende oder ungewöhnliche Beschwerden sollten Sie ärztlich abklären lassen.

Kontrollieren Sie das geklebte Tape weiterhin regelmäßig: Sitzt es noch richtig? Hat es den gewünschten Effekt? Entfernen Sie das Tape …

- nach der empfohlenen Tragedauer,
- wenn es sich unangenehm anfühlt,
- wenn es nicht mehr sicher klebt oder
- spätestens nach sieben Tagen.

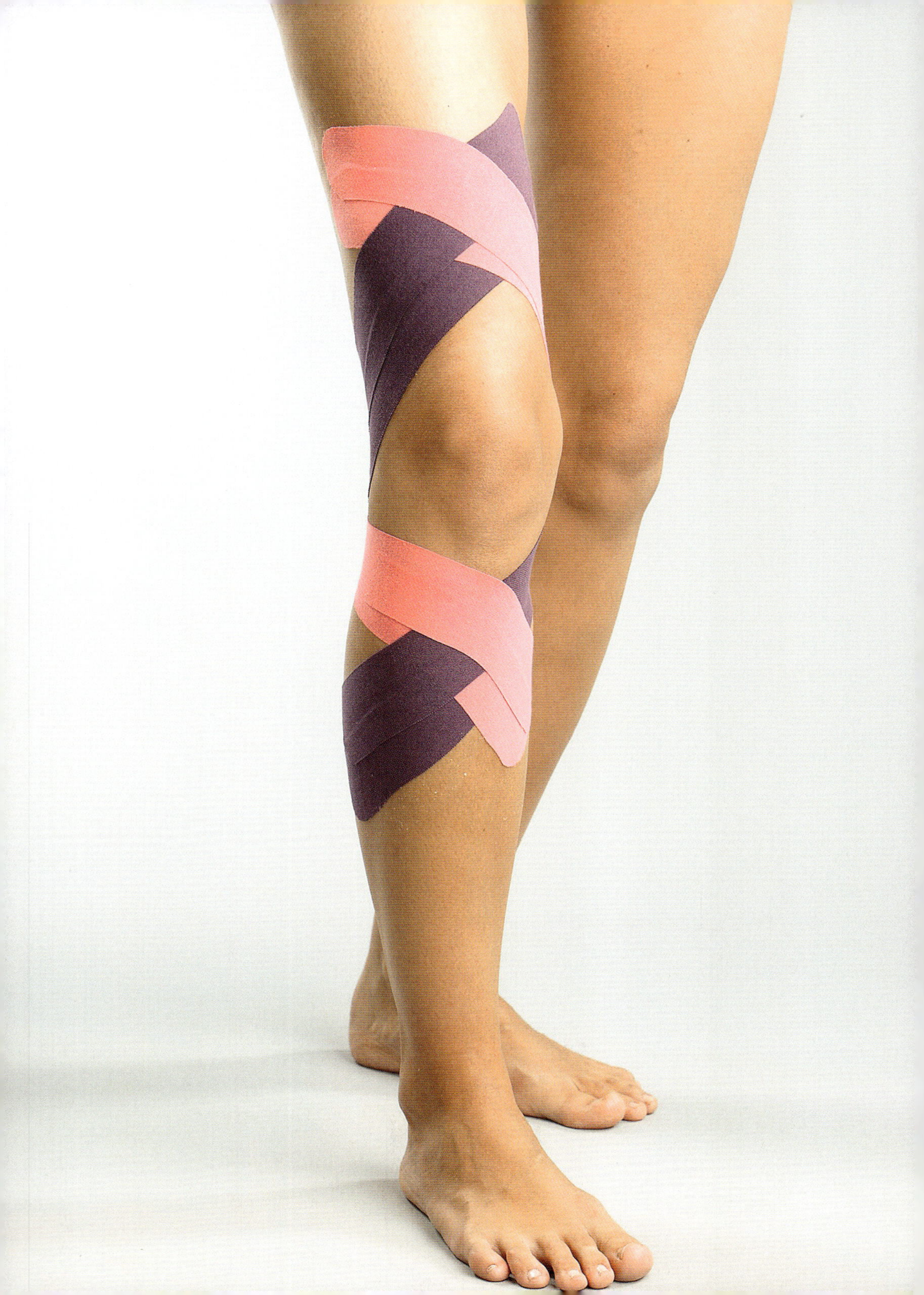

30 Supertapes

Hier stellen wir Ihnen unsere Best-of-Liste vor – die 30 bewährtesten Tapes, einfach anzulegen und tausendfach praxiserprobt. Sie können direkt damit starten.

Tape 1: Umgeknickter Knöchel

» Unebener Boden, hohe Absätze oder eine verunglückte Bewegung beim Sport: Der Fuß knickt um und schmerzt am Außenknöchel. Sie können ihn kaum nach innen und unten bewegen und schon gar nicht belasten. Mit jedem Umknicken wird das Sprunggelenk instabiler. Tapen Sie es daher sofort für den Zeitraum einer Woche, um einer Wiederholung vorzubeugen und die Heilung zu unterstützen.

Tape
Anzahl: **3 oder 4**
Form: **I**
Breite: **5 cm**
Zug: **deutlich**
Dauer: **bis 4 Tage**

Tipp
Die Gruppe der äußeren Unterschenkelmuskeln sollte baldmöglichst locker trainiert werden. Das beugt Instabilität vor. Gelenktapes lassen sich mit Tapes für die Muskeln einfach verknüpfen.

Anleitung

Entlasten Sie das Gelenk entgegen der schmerzhaften Dehnstellung. Die vordere Außenseite des Fußes wird hochgezogen oder hochgestützt. Messen Sie nun die Tape-Länge von der unteren Innenseite des Schienbeins, schräg nach außen über das Sprunggelenk, vorne am Außenknöchel vorbei, über die schmerzhafteste Stelle bis knapp über den Außenrand des Fußes. Schneiden Sie drei Tapes jeweils ¼ kürzer als gemessen ab.

1. **Basis:** Kleben Sie ein Tape-Ende an der Innenseite des unteren Drittels des Schienbeins auf. Das Tape zeigt nach außen und unten.
2. **Verlauf und Ende:** Ziehen Sie das Tape mit deutlichem Zug schräg nach außen unten und mit starkem Zug vor dem Außenknöchel vorbei über den Außenrand des Fußes zur Fußsohle.
3. Kleben Sie halbüberlappend genauso noch ein zweites und falls erforderlich ein drittes Tape. Letzteres können Sie auch umgekehrt und mit vollem Zug anlegen: von unter der Fußsohle schräg über das Sprunggelenk zur Innenseite des Schienbeins.
4. Zur Stabilisierung kleben Sie noch je ein Tape von unter der Ferse an der Außen- und Innenseite hoch, über beide Knöchel zum Unterschenkel.

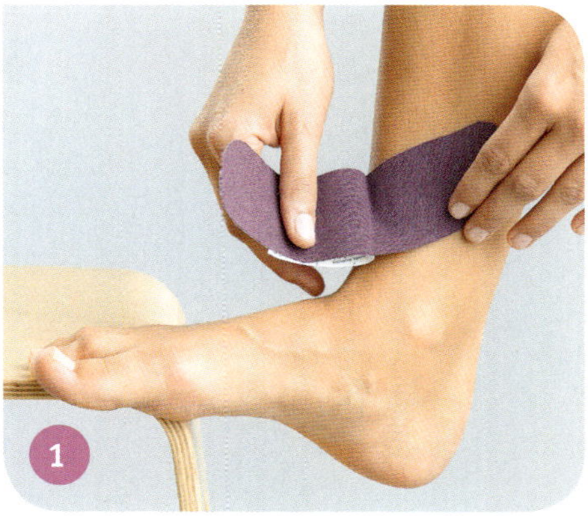
1

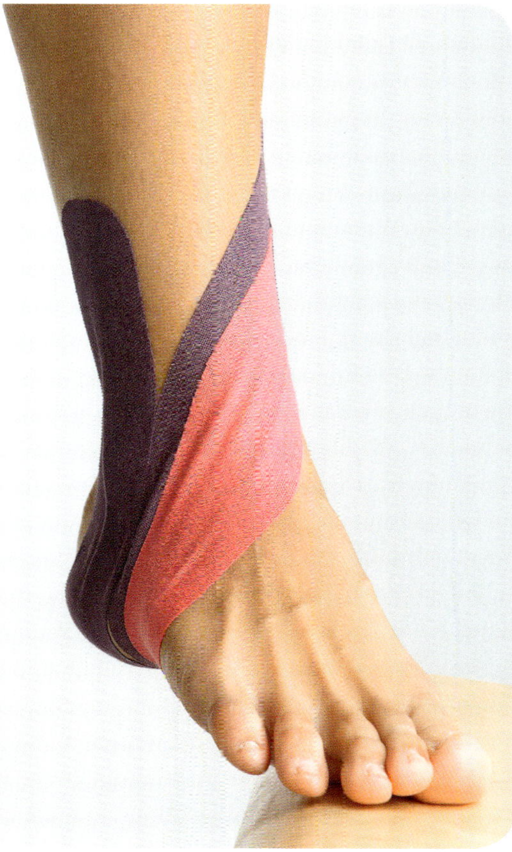

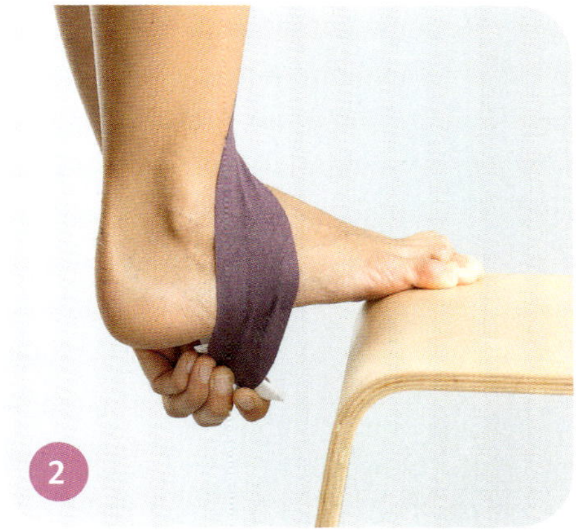
2

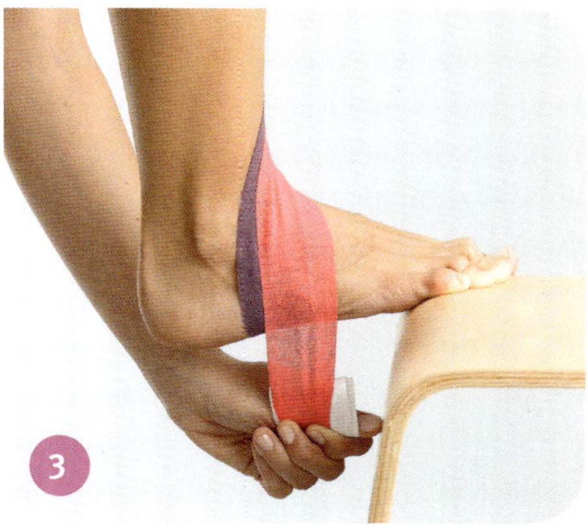
3

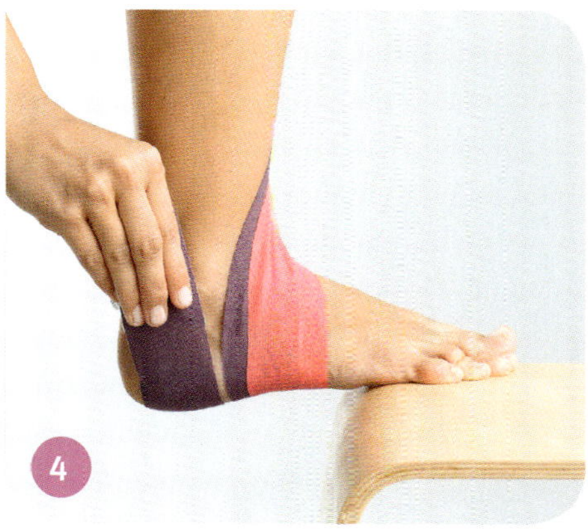
4

Tape 2: Wadenkrämpfe und Schmerzen der Achillessehne

» Die Achillessehne muss Belastungen von 200 kg im Alltag und bis zu 700 kg beim Sport aushalten, häufig mit Schmerzen als Folge. Ergibt die Untersuchung hierbei keinen weiteren Handlungsbedarf, eignet sich das Taping der Wade ideal zur Linderung. Sie können diese Tape-Anlage auch zur Vorbeugung und Behandlung bei Wadenkrämpfen und Muskelkater anwenden.

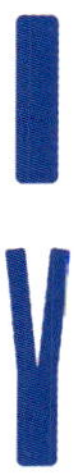

Tape

Anzahl:	**je 1**
Form:	**I und Y**
Breite:	**5 cm**
Zug:	**deutlich**
Dauer:	**bis 7 Tage**

Tipp

Dieses Tape lässt sich bei Fußsohlenverspannung von der Ferse zum Quergewölbe in Y-Form ergänzen.

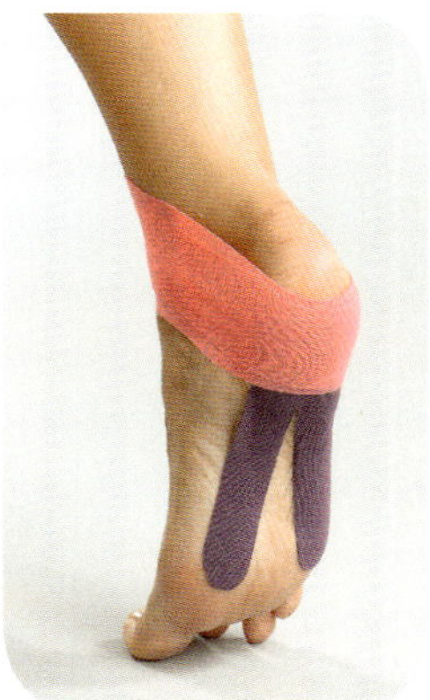

Anleitung

Setzen Sie sich auf einen Hocker, das Knie leicht gebeugt. Messen Sie die notwendige Tape-Länge von der unteren Seite der Ferse zur Kniekehle und schneiden Sie zwei Tapes ¼ kürzer als die gemessene Länge ab. Danach schneiden Sie ein Tape von einer Seite bis zu den letzten 5 cm längs ein (Y-Tape).

1. **Basis:** Das ungeteilte Ende des Y-Tapes kleben Sie auf der Unterseite der Ferse an. Die Schnittstelle liegt exakt am Übergang der unteren zur hinteren Seite der Ferse.
2. **Verlauf:** Ziehen Sie nun Ihren Fuß so weit hoch, bis Sie ein leichtes Ziehen in der Wade spüren. Die Schenkel des Tapes ziehen Sie mit deutlichem Zug über den linken und rechten Rand der Achillessehne, weiter bogenförmig um die beiden Muskelbäuche der Wade herum, die Sie dabei jeweils mit einer Hand etwas zur Unterschenkelmitte schieben.
3. **Ende:** Das Tape-Ende kleben Sie knapp oberhalb der Kniekehle an, innerhalb der beiden Sehnenstränge.
4. Das andere Tape (I-Tape) ziehen Sie geradlinig von der unteren Seite der Ferse (Beginn des Y-Tapes) über die Achillessehne und die Mitte der Wade zum Ende des Y-Tapes hoch. Anfänglich mit deutlichem Zug, jedoch über der Kniekehle ohne Zug.
5. Danach streichen Sie das Tape an der Achillessehne seitlich aus und lassen so die Kanten mit den Schenkeln des Y-Tapes überlappen.

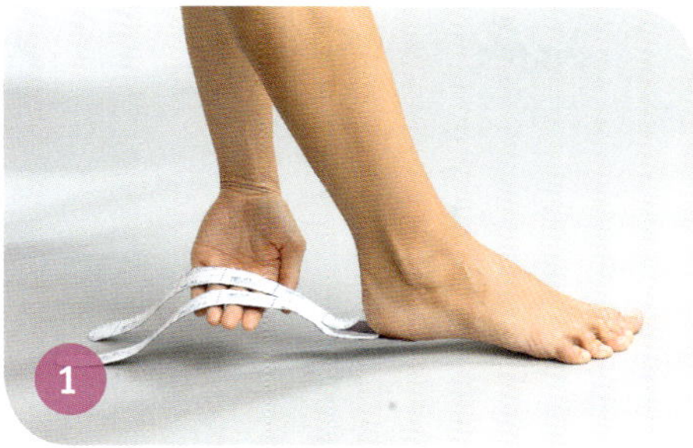
1

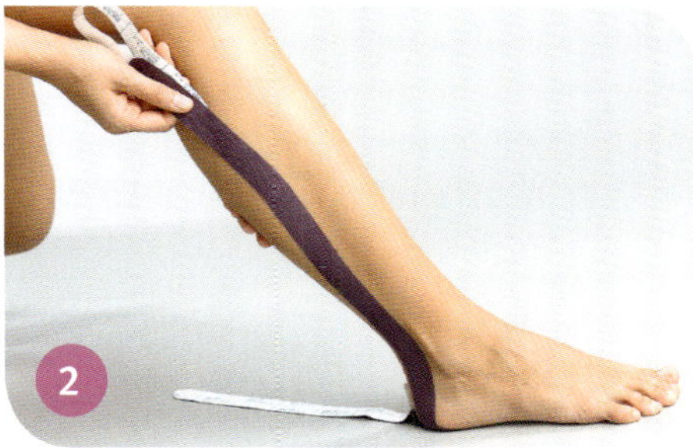
2

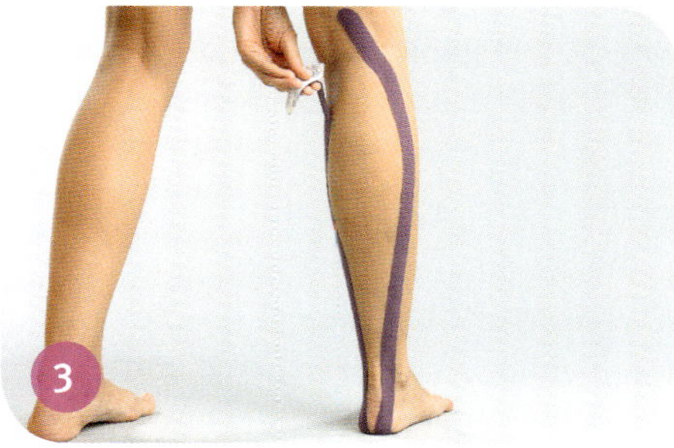
3

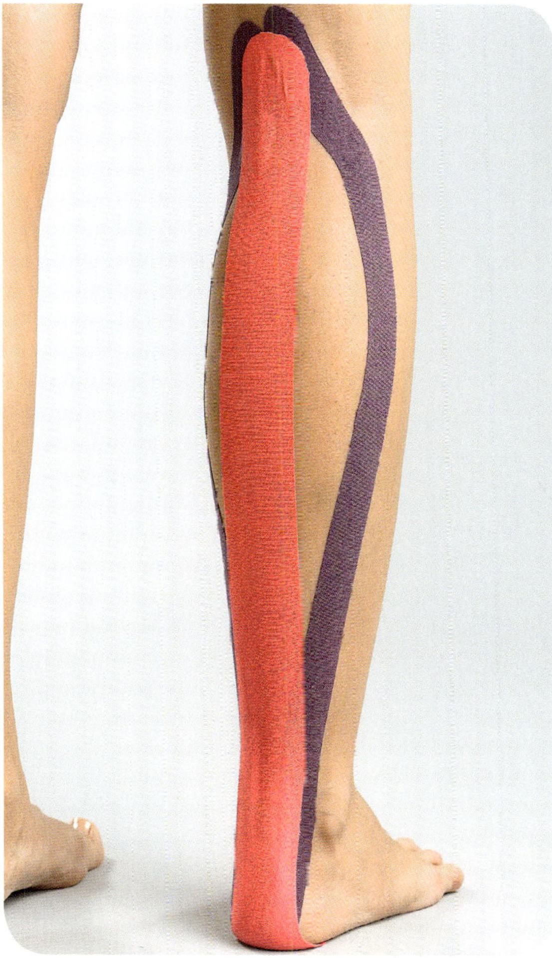

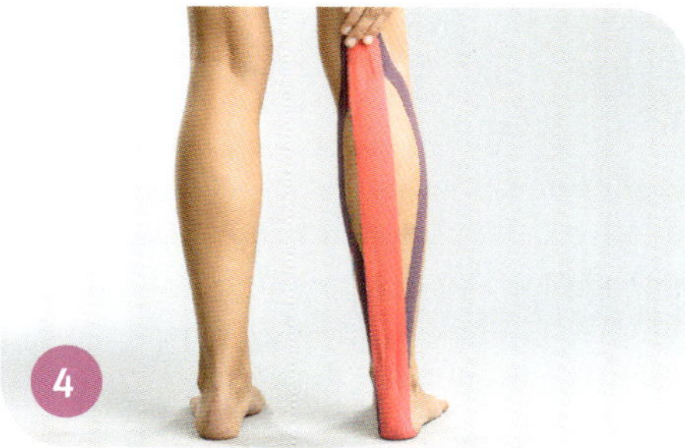
4

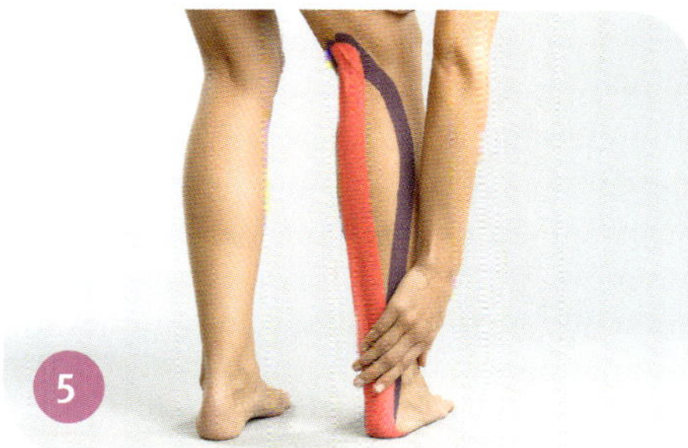
5

FASZIEN TAPE

Tape 3: Schienbein- oder Knieschmerzen bei Senkfuß

» Der hintere Schienbeinmuskel steht mit dem Längsgewölbe des Fußes in direkter Verbindung. Ein Senkfuß beeinträchtigt somit die Unterschenkeldrehung im Knie. Es können innere Schienbein- oder Knieschmerzen entstehen sowie ein starker Druckschmerz im unteren Bereich der Schienbeinkante. Neben einer Tape-Anlage können hierbei auch Schuheinlagen den Muskel und das Längsgewölbe unterstützen.

Tape

Anzahl:	**1**
Form:	**I**
Breite:	**5 cm**
Zug:	**deutlich**
Dauer:	**bis 7 Tage**

Anleitung

Setzen Sie sich mit leicht gespreizten Beinen und leicht gebeugtem Knie auf einen Hocker. Der Fuß liegt mit dem Außenrand auf dem Boden auf. Messen Sie die Tape-Länge von der Fußsohle, hinter dem Innenknöchel vorbei, über Wade und Kniekehle bis zur Außenseite des Knies. Schneiden Sie das Tape ¼ kürzer als gemessen ab. Reißen Sie die Schutzfolie auf ¼ der Tape-Länge durch.

1. **Basis:** Schneiden Sie das Tape an der Reißstelle von vorne bis zur Hälfte quer ein. Die Reißstelle kleben Sie auf und hinter den Innenknöchel. Das Tape-Ende zeigt zur Fußsohle. Die nicht geschnittene Hälfte liegt an der Rückseite des Innenknöchels an.
2. **Verlauf und Ende nach unten:** Ziehen Sie das untere Tape-Ende mit deutlichem Zug über die Fußinnenseite und Fußsohle nach unten zum Quergewölbe.
3. **Verlauf und Ende nach oben:** Ziehen Sie den oberen Anteil des Tapes nun vom Innenknöchel über die untere Innenseite des Schienbeins hoch. Dabei überkleben Sie die schmerzhafte Druckstelle.
4. Ziehen Sie das Tape mit deutlichem Zug diagonal über die Wade, schräg durch die Kniekehle zur Außenseite des Knies, bis oberhalb des Gelenkspalts.

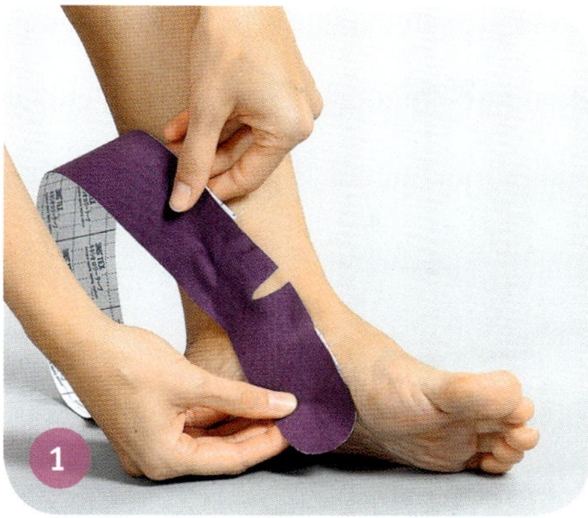
1

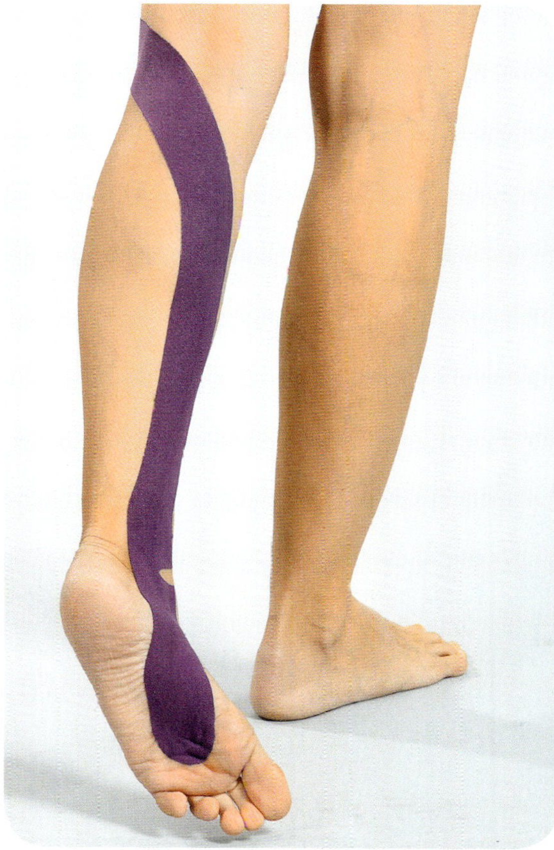

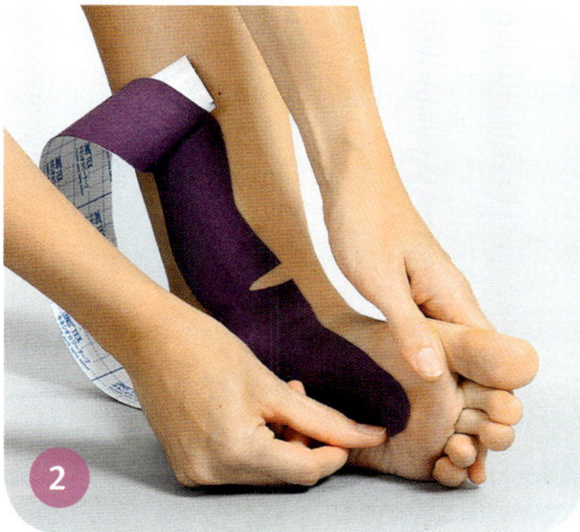
2

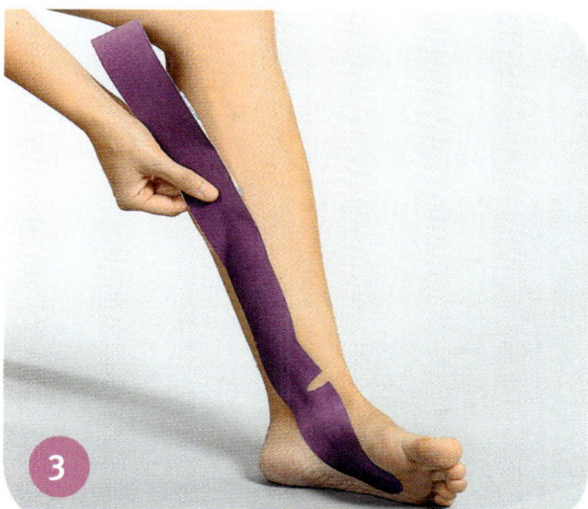
3

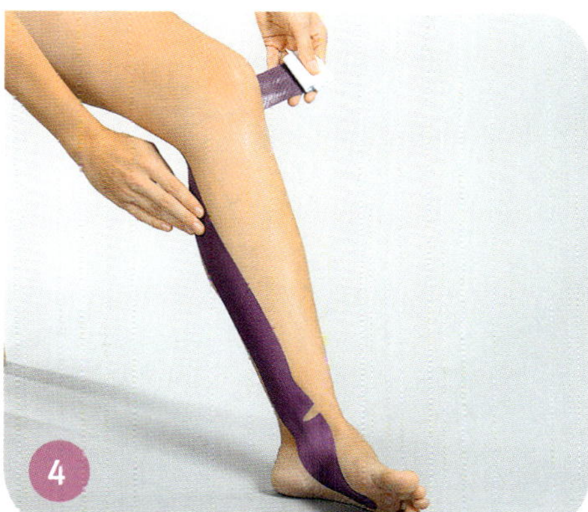
4

Tape 4: Schwacher oder verletzter Oberschenkelstrecker

» Der vordere vierköpfige Oberschenkelstrecker (Quadrizeps) kann zu Teilen verspannt, abgeschwächt oder inaktiv sein und so Gelenkschmerzen verursachen. Auch Schmerzen im Muskel selbst können auftreten, z. B. durch Muskelfaserrisse oder -prellungen. Die folgende Anlage eignet sich zum Auftrainieren eines schwachen und verletzten Muskels.

Tape

Anzahl: **2 oder 3**
Form: **3 × I oder 1 × I und 1 × Y**
Breite: **5 cm**
Zug: **wenig**
Dauer: **bis 7 Tage**

Tipp

Wenn nur der innere oder der äußere Muskelteil verletzt war, können Sie Tape 1, in ungeteilter I-Form, ausschließlich an der betroffenen Seite anlegen.

Anleitung

Setzen Sie sich mit leicht gespreizten Beinen und locker gestrecktem Knie auf einen Hocker. In dieser Stellung sollte das Knie noch nicht wehtun. Messen Sie die Tape-Länge von der oberen Hälfte des vorderen Oberschenkels über das Knie bis zum oberen Schienbein. Schneiden Sie zwei (bei muskulösem Oberschenkel drei) Tapes ab, jeweils ⅛ kürzer als gemessen. Schneiden Sie eines der Tapes fast vollständig längs ein (Y-Tape).

1. **Basis Tape 1:** Das unversehrte Ende des Y-Tapes kleben Sie oben mittig auf Ihren Oberschenkel. Das Tape zeigt Richtung Knie.
2. **Verlauf Tape 1:** Ziehen Sie nun einen Schenkel des Y-Tapes leicht bogenförmig und mit wenig Zug um den inneren Muskelbauch zum Knie. Heben Sie diesen Muskelbauch mit der anderen Hand etwas an. Ziehen Sie das Tape weiter, an der Kniescheibe und der Patellasehne vorbei zum vorderen oberen Rand des Schienbeins.
3. **Ende Tape 1:** Den zweiten Teil dieses Tapes legen Sie entsprechend um den äußeren Muskelbauch des Oberschenkels an.
4. **Tape 2:** Kleben Sie nun das zweite Tape, längs nach unten ausgerichtet, auf das obere Ende des ersten. Ziehen Sie es, mit leichtem Zug, gerade herunter, genau über die Kniescheibe und Sehne bis auf die Enden der ersten Tape-Streifen. Kleben Sie über das Ende ein horizontales Fixierungstape.

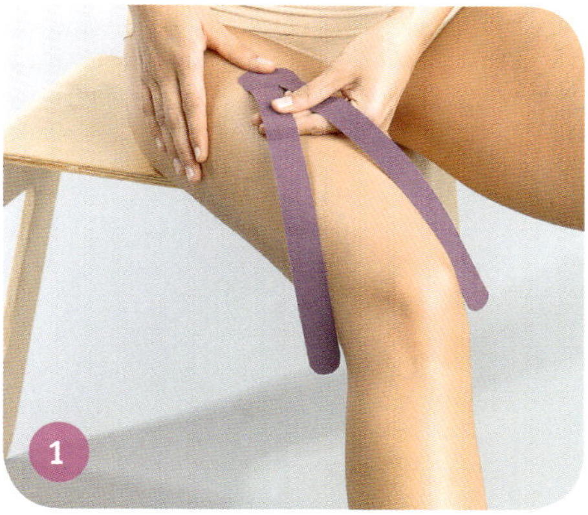
1

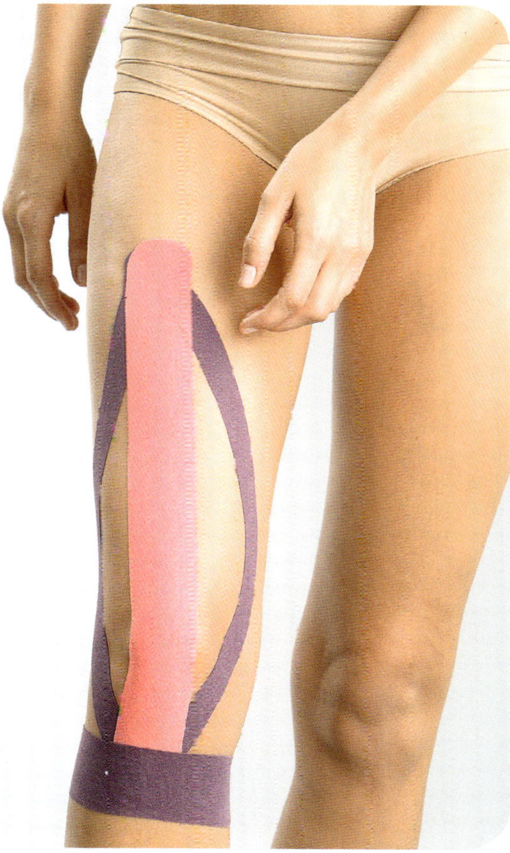

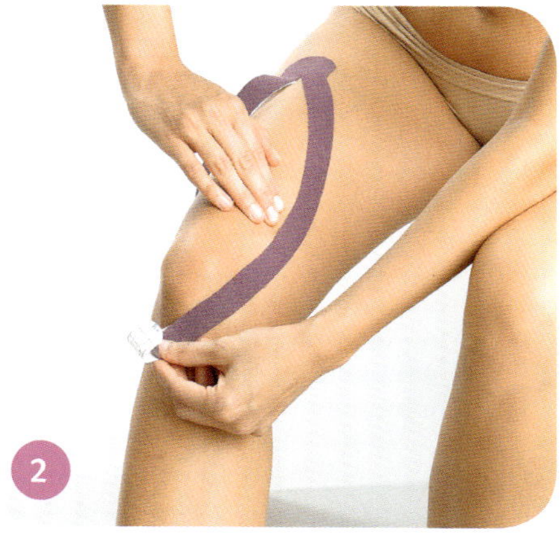
2

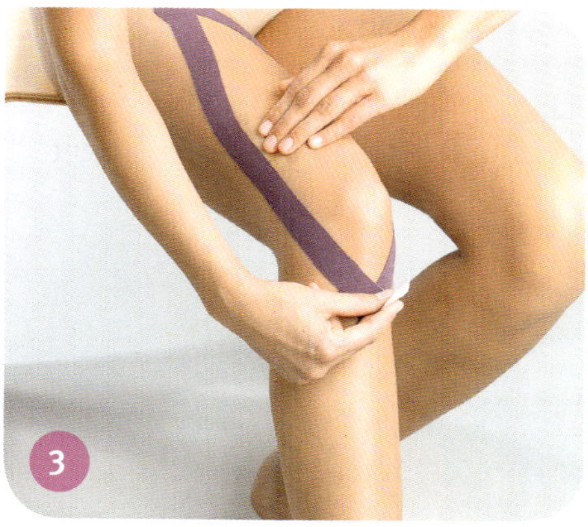
3

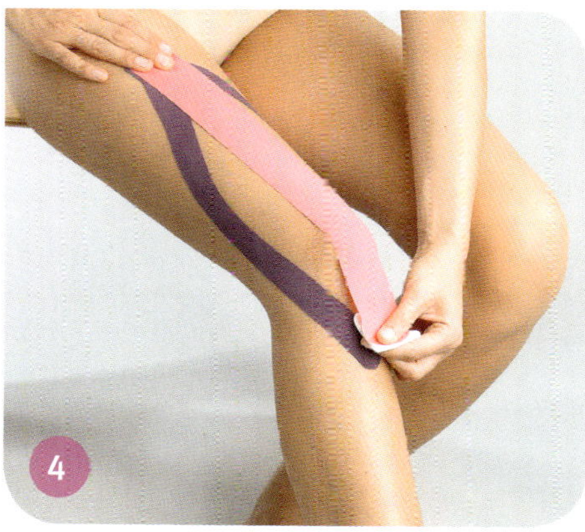
4

Tape 5: Knieschmerzen bei eingeschränkter Innendrehung

» Bei Kniebeschwerden ist die Innendrehung meist eingeschränkt. Das kann bei Kniearthrose wie auch bei Kniescheibenbeschwerden der Fall sein. Dagegen kann der Unterschenkel auch zu viel Außendrehung aufweisen. Diese Tape-Anlage fördert die Innendrehung im Knie wirksam und lässt sich gut mit anderen Tapes (z. B. Tape 6 oder 8) kombinieren.

Tape

Anzahl:	**1 oder 2**
Form:	**I-Tape**
Breite:	**5 cm**
Zug:	**deutlich**
Dauer:	**bis 7 Tage**

Anleitung

Setzen Sie sich auf einen Hocker. Die Ferse liegt mit der Außenseite am Boden auf. Messen Sie die Tape-Länge von der Außenseite des Unterschenkels nach oben innen über die Innenseite des Knies, diagonal hoch durch die Kniekehle zur Außen- und weiter zur Innenseite des Oberschenkels (Bereich des Schneidersitzmuskels). Schneiden Sie das Tape ¼ kürzer als gemessen ab.

1. **Basis:** Die Mitte des Tapes ist die Basis. Legen Sie diese zweihändig an der Rückseite des Knies an. Die Hand an der Außenseite des Knies ist dabei höher als die Hand an der Innenseite. Das Tape wird schräg und mit deutlichem Zug in der Kniekehle angelegt.
2. **Verlauf und Ende nach unten:** Ziehen Sie das Tape weiter schräg nach unten und außen. Während eine Hand den Unterschenkel maximal nach innen gedreht hält, zieht die andere Hand das Tape mit sehr deutlichem Zug zur Rückseite des Wadenbeins.
3. **Verlauf und Ende nach oben:** Ziehen Sie nun das Tape von der Außenseite des Knies schräg hoch auf den äußeren, mittleren und schließlich mit wenig Zug auf den inneren Oberschenkel (Schneidersitzmuskel). Halten Sie mit der anderen Hand den Oberschenkel nach außen gedreht.
4. Kleben Sie wenn nötig ein zweites Tape. Dieses wird an der Basis (Kniekehle) fast voll überlappend angelegt, im weiteren Verlauf überlappen sich beide Tapes nur teilweise.

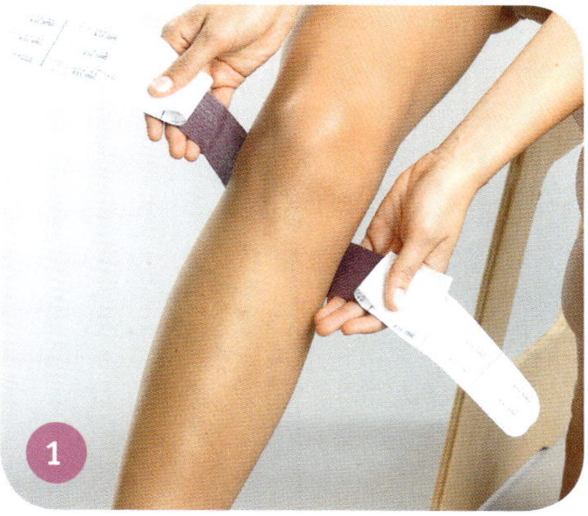
1

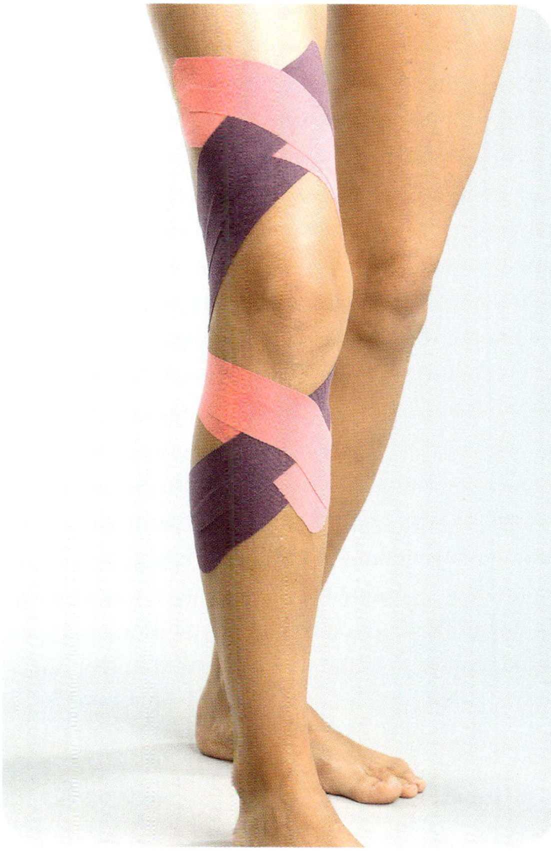

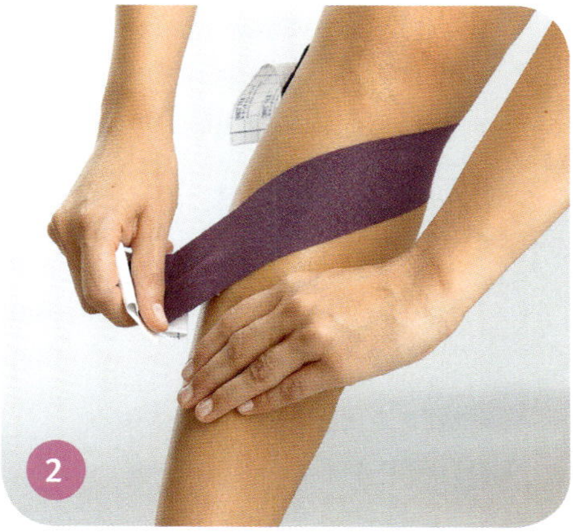
2

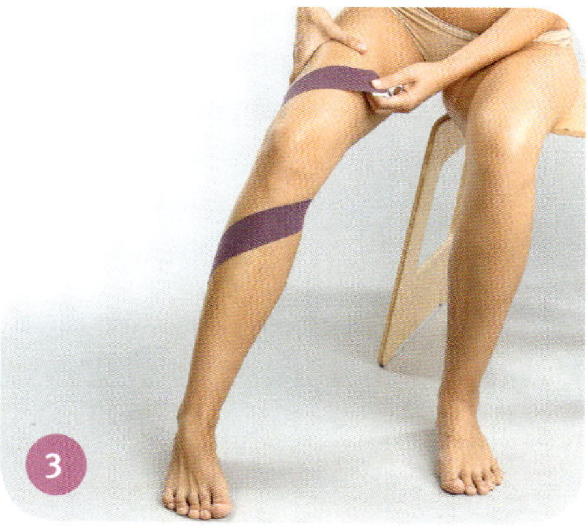
3

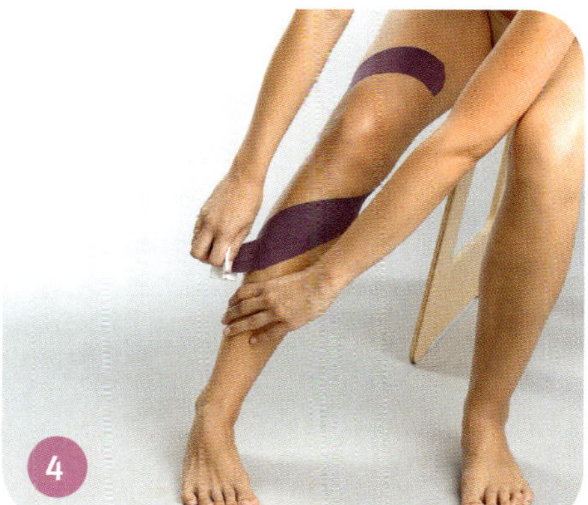
4

FASZIEN TAPE

Tape 6: Schmerzen im Schneidersitzmuskel

» Der Schneidersitzmuskel verläuft vom äußeren vorderen Becken schräg nach unten innen zum Knie. Er ist für die Hüftbeugung mit Außendrehung und die Kniebeugung mit Innendrehung mitverantwortlich und gilt als wichtiges Bindeglied zwischen Becken und Knie. Das Tape ist ideal zur Unterstützung bei Ausdauersport geeignet und wird Sie mit seiner Effektivität überraschen.

Tape

Anzahl: **1**
Form: **I**
Breite: **5 cm**
Zug: **wenig bis deutlich**
Dauer: **bis 7 Tage**

Tipp

Zur Stabilisierung des Knies mit Tape 5 kombinieren. Dazu passt Tape 8 (inneres Tape).

Anleitung

Setzen Sie sich mit leicht gespreizten Beinen und leicht gebeugtem Knie auf einen Hocker, die Ferse mit der Außenseite auf dem Boden. Messen Sie die Tape-Länge von der Wadenrückseite über die Unterschenkelaußenseite zur Innenseite des Knies und wieder nach außen zur Oberschenkelvorderseite über die schräge Grube des Oberschenkels (zwischen Adduktoren und Quadrizeps) bis ca. 15 cm vor der Leiste. Schneiden Sie das Tape ¼ kürzer als gemessen ab. Reißen Sie die Schutzfolie auf ⅓ des Tapes durch.

1. **Basis:** Legen Sie die Reißstelle am inneren Rand der Kniekehle an. Der kürzere Teil des Tapes zeigt nach unten vorne.
2. **Verlauf und Ende nach unten:** Drehen Sie den Fuß nach innen, unterstützt von einer Hand am Unterschenkel. Ziehen Sie das Tape mit der anderen Hand mit starkem Zug diagonal herunter zur Rückseite des Wadenbeins.
3. **Verlauf und Ende nach oben:** Drehen Sie mit einer Hand den Oberschenkel nach außen. Ziehen Sie das Tape von der Innenseite des Knies mit leichtem Zug schräg durch die Weichteilgrube in Richtung Oberschenkelvorderseite hoch. Zu viel Zug könnte hier Blutergüsse verursachen. Das Ende des Tapes wird wie immer ohne Zug geklebt.

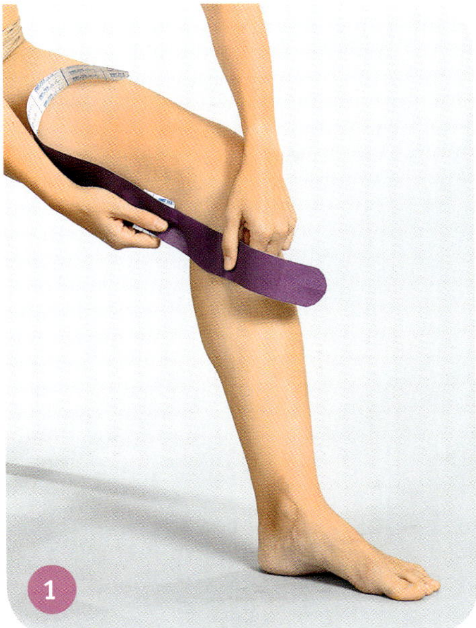
1

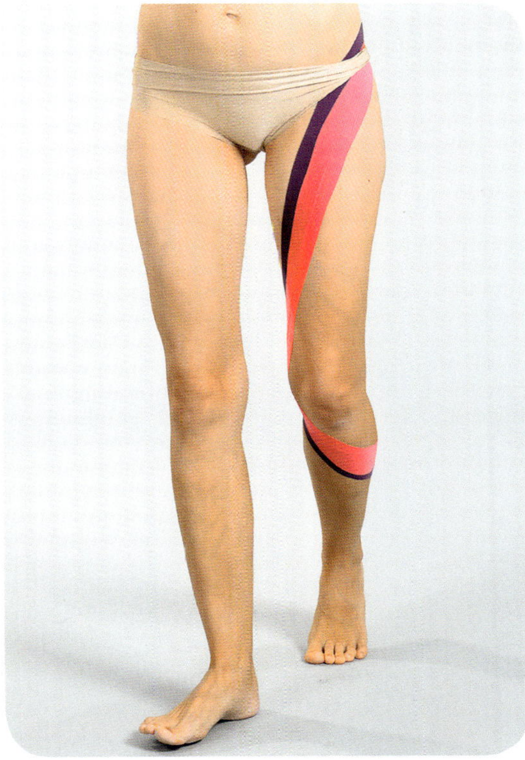

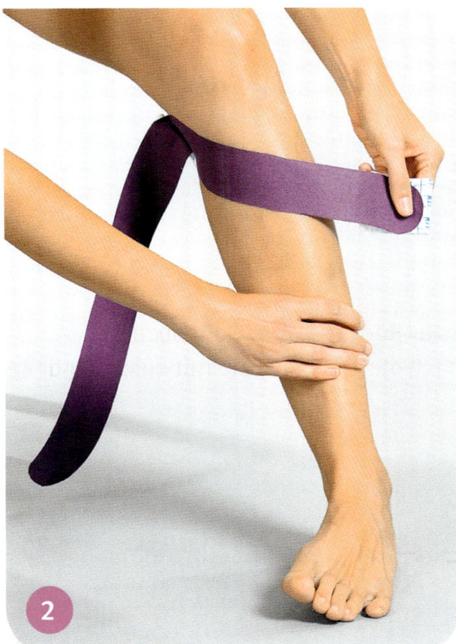
2

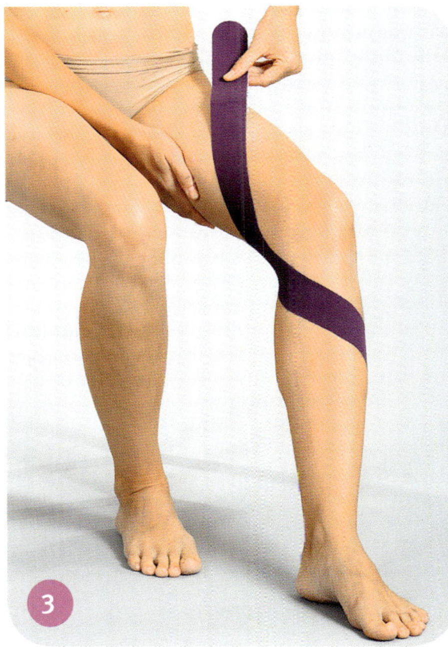
3

FASZIEN TAPE

Tape 7: Verspannte Oberschenkelaußenseite

» Muskelschwäche, Verspannungen und Verkürzungen am äußeren Muskelstrang des Oberschenkels können zu Hüft-, Oberschenkel- oder Knieschmerzen führen. Diese treten vor allem bei Ausdauersportlern auf und werden durch X-Beine begünstigt. Verlängerungsübungen sind angesagt. Mit Tape gelingen diese leichter und besser.

Tape

Anzahl: **1 oder 2**
Form: **I**
Breite: **5 cm**
Zug: **deutlich**
Dauer: **bis 7 Tage**

Tipp

Das Tape lässt sich gut mit Tape 13 kombinieren.

Anleitung

Setzen Sie sich mit leicht gespreizten Beinen und leicht gebeugtem Knie auf einen Hocker, die Fersenaußenseite auf dem Boden. Messen Sie die Tape-Länge vom äußeren Hüftknochen herunter zur Außenseite des Knies und weiter zur vorderen Seite des Schienbeins. Schneiden Sie das Tape ¼ kürzer als gemessen ab.

1. **Basis:** Legen Sie ein Tape-Ende genau auf dem äußeren Hüftknochen an. Das Tape zeigt dabei zum Knie.
2. **Verlauf und Ende:** Ziehen Sie das Tape mit deutlichem Zug über die Außenseite des Oberschenkels nach unten zur Außenseite des Knies. Zwischen der Außenkante der Kniescheibe und der Kniekehle ziehen Sie das Tape zum oberen Teil des Schienbeins.
3. Falls erforderlich, legen Sie noch ein zweites Tape an, beginnend ebenfalls auf dem äußeren Hüftknochen, im Oberschenkelbereich etwas mehr nach vorne, jedoch am Knie wieder voll mit Tape 1 überlappend.

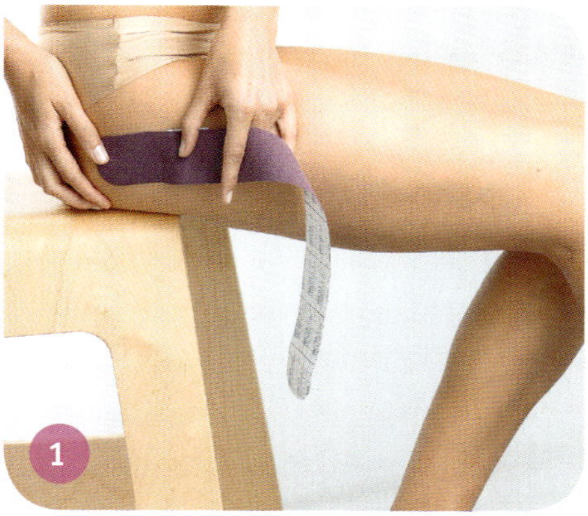
1

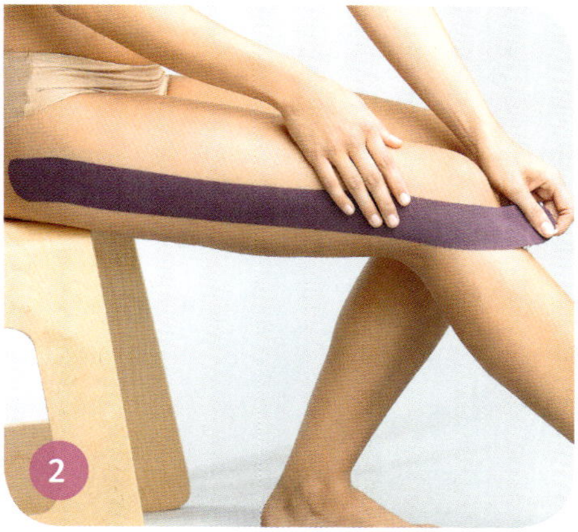
2

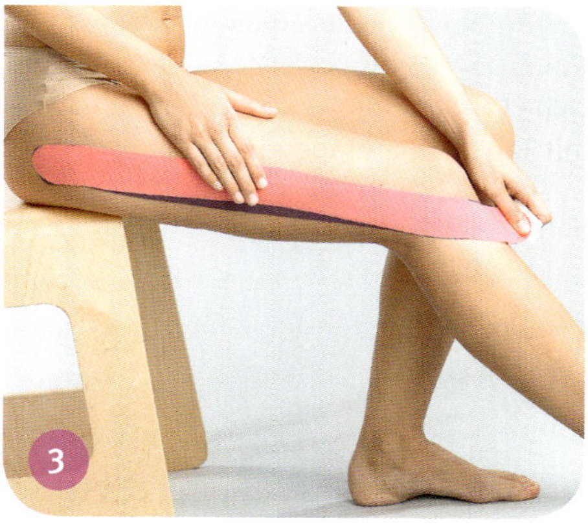
3

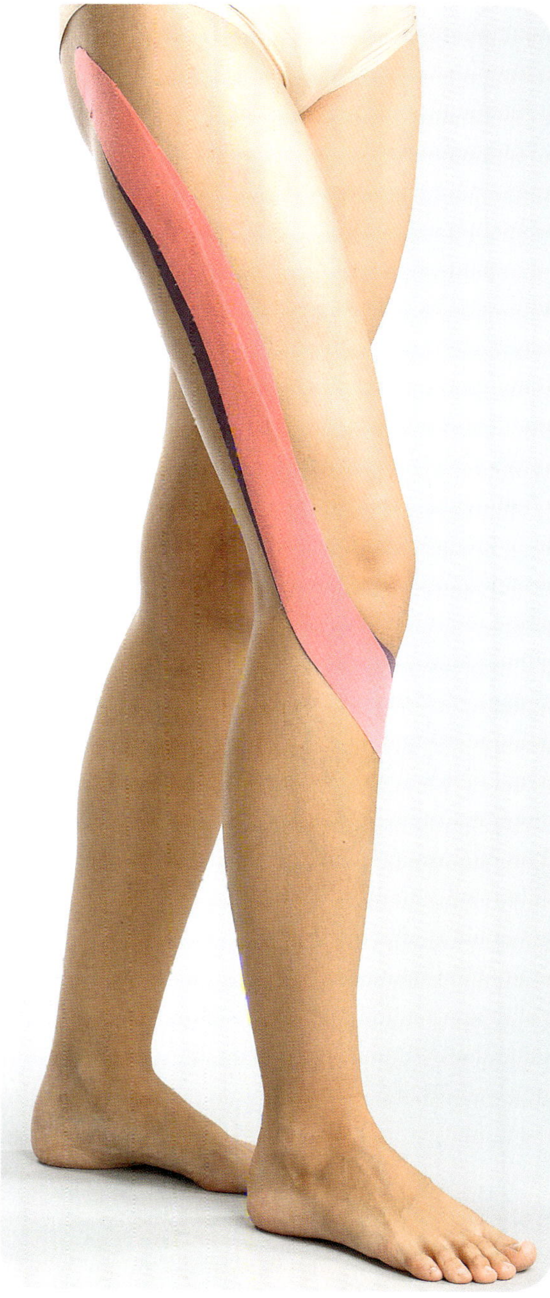

Tape 8: Verspannte Oberschenkelrückseite

» Die – inneren und äußeren – hinteren Oberschenkelmuskeln, auch als ischiocrurale Muskeln oder »Ischios« bezeichnet, sind die meistverletzten Muskeln im Sport. Sie sind überwiegend verspannt (vor allem die äußeren) oder zu schwach (vor allem die inneren), häufig im Verbund mit Rückenbeschwerden. Tapes zur Verlängerung der Ischios können sofort zur Linderung beitragen.

Tape

Anzahl: **1 oder 2**
Form: **I**
Breite: **5 cm**
Zug: **deutlich**
Dauer: **bis 7 Tage**

Tipp

Bereits das äußere Tape kann ausreichend Linderung bringen.

Anleitung

Setzen Sie sich mit leicht gespreizten Beinen und nur leicht gebeugtem Knie auf den vorderen Rand eines Hockers, sodass Sie gerade keinen Schmerz an der Oberschenkelrückseite spüren. Die Ferse liegt mit der Außenseite am Boden auf. Messen Sie die Tape-Länge vom Sitzbeinknochen an der Rückseite des Oberschenkels herunter zur Kniekehle, weiter zum Wadenbeinköpfchen außen unterhalb des Knies, bis zum Schienbein vorne. Schneiden Sie zwei Tapes ¼ kürzer als gemessen ab.

1. **Basis von Tape 1:** Kleben Sie das Ende des ersten Tapes (äußeres Ischios-Tape) am Sitzbeinknochen auf.
2. **Verlauf und Ende von Tape 1:** Ziehen Sie das Tape nun mit deutlichem Zug schräg zum Außenrand der Kniekehle herunter, genau auf die dort deutlich spürbaren Sehnen, und weiter zum Wadenbeinköpfchen oben außen am Unterschenkel, bis zur Vorderseite des Schienbeins.
3. **Basis und Verlauf Tape 2:** Kleben Sie ein Ende des zweiten Tapes (inneres Ischios-Tape) auf das erste Tape am Sitzbeinknochen. Ziehen Sie es ebenfalls mit deutlichem Zug schräg zur Kniekehle herunter, allerdings über die Stränge und Sehnen am Innenrand der Kniekehle.
4. **Ende von Tape 2:** Ziehen Sie das Tape weiter innen unter dem Knie vorbei bis zum Ende des ersten Tapes.

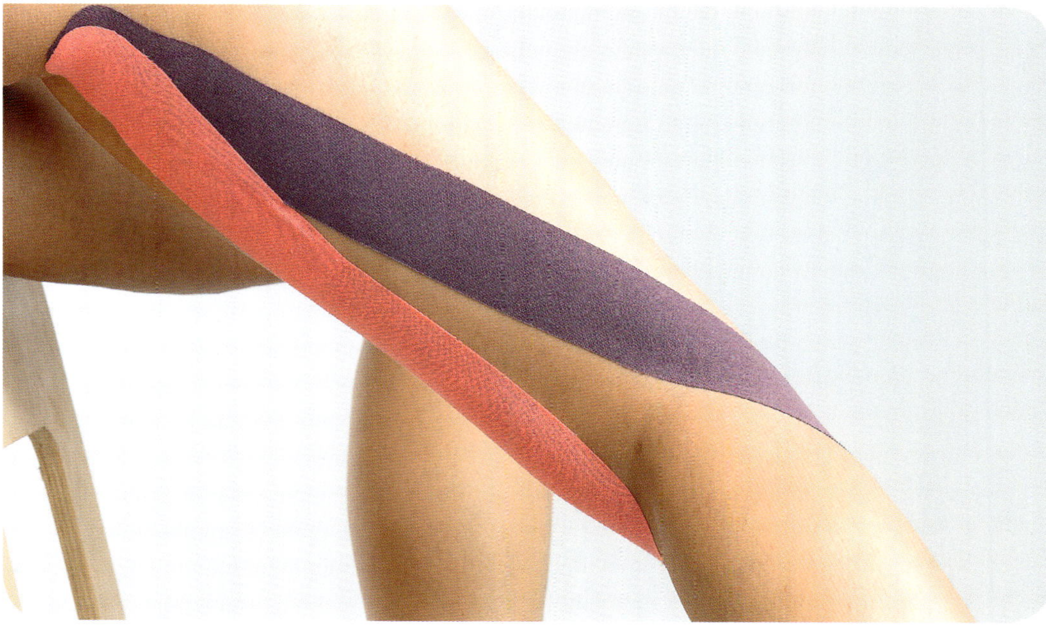

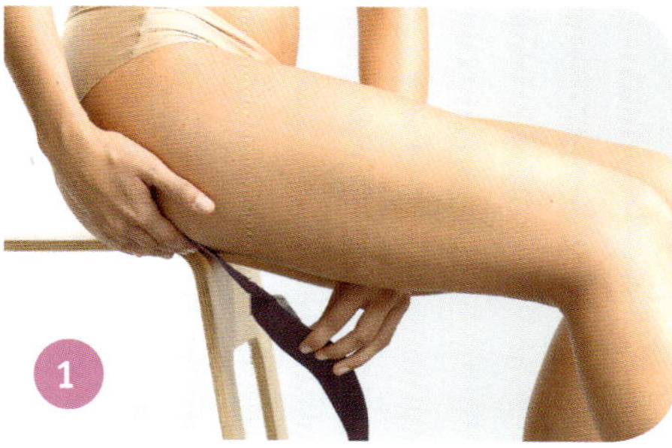
1

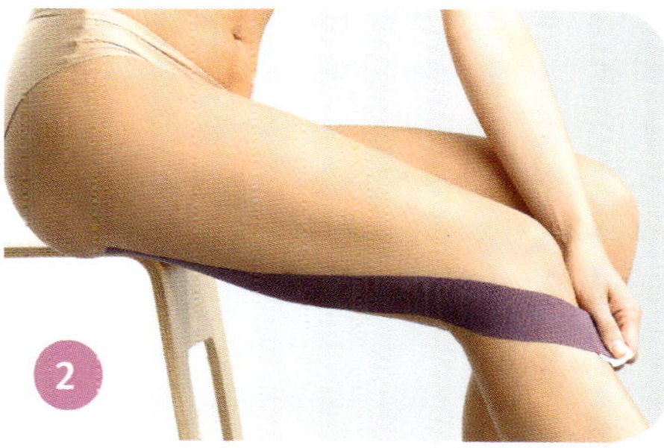
2

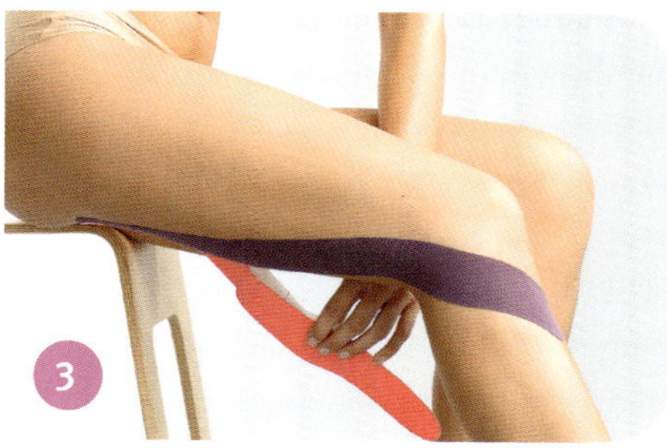
3

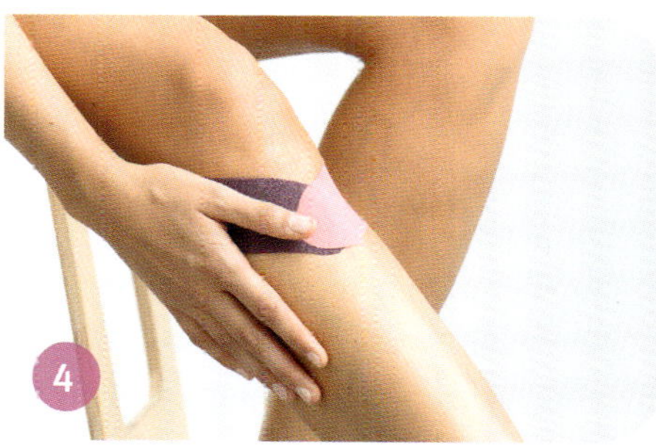
4

FASZIEN TAPE

Tape 9: Ischias-Schmerzen

» Über das Gesäß nach unten ausstrahlende Beinschmerzen können vom Ischias-Nerv kommen, z. B. durch einen Bandscheibenvorfall, eine Wirbelkanaleinengung, Beckenverdrehung oder Einklemmung durch den Gesäßmuskel. Hier muss die Ursache ermittelt und behandelt werden. Begleitend ist ein Ischias-Tape fast immer sehr erfolgreich. Dieses müssen Sie von Ihrem Tape-Partner anlegen lassen.

Tape

Anzahl: **1**
Form: **I**
Breite: **5 cm**
Zug: **deutlich**
Dauer: **bis 7 Tage**

Kombi-Tapes

Tape 10, 13

Anleitung

Legen Sie sich in Bauchlage über 1–2 Kissen und spreizen Sie das schmerzhafte Bein nach außen ab. Ihr Tape-Partner misst die Tape-Länge von der unteren Lendenwirbelsäule, schräg über das Gesäß, den rückseitigen Oberschenkel bis über die Kniekehle. Schneiden Sie das Tape ¼ kürzer als gemessen ab.

1. **Basis:** Kleben Sie ein Tape-Ende etwas jenseits der unteren Lendenwirbelsäule auf.
2. **Verlauf:** Ziehen Sie das Tape schräg nach unten außen über untere Lendenwirbelsäule, Becken und Gesäß.
3. **Verlauf und Ende:** Ziehen Sie das Tape weiter zwischen äußeren Hüftknochen und Sitzbeinknochen zur Rückseite des Oberschenkels. Folgen Sie dem Oberschenkel genau mittig zur Kniekehle und kleben Sie das Ende 10–15 cm mittig unterhalb der Kniekehle.

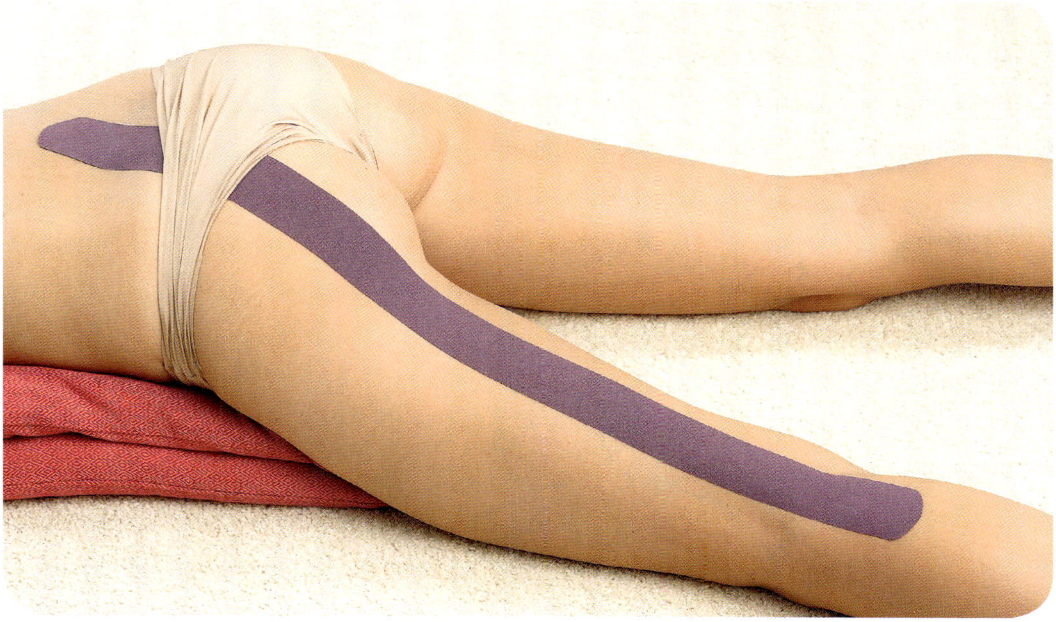

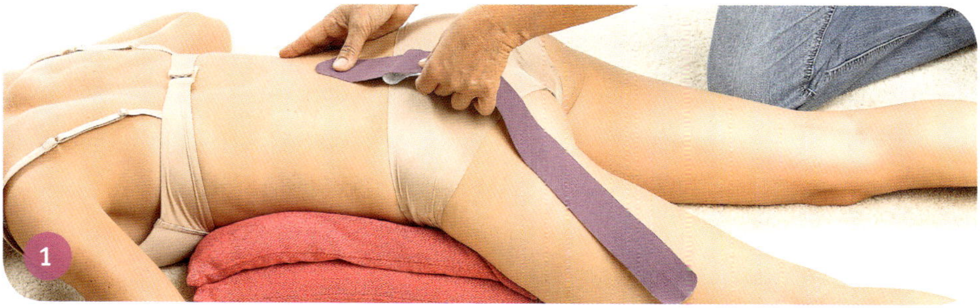

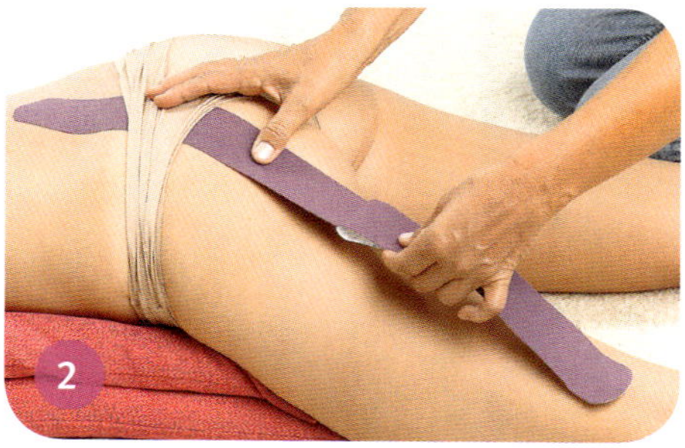

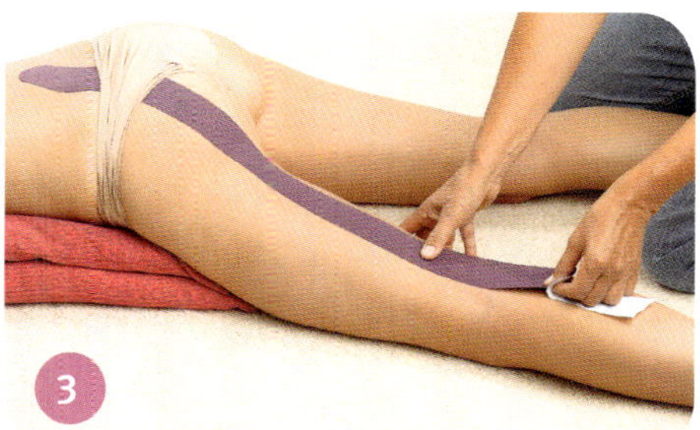

Tape 10: Kreuzschmerz beim Beugen

» Acht von zehn Menschen hatten bereits Kreuzschmerzen. Tapes können helfen, diese zu lindern und die Beweglichkeit zu verbessern. Sie ersetzen jedoch keine erforderliche Therapie. Dieses Tape hilft, wenn Sie beim Bücken im unteren Rücken – nicht jedoch in der hinteren Oberschenkelmuskulatur – einen ziehenden Schmerz spüren. Sie benötigen dazu einen Tape-Partner.

Tape
Anzahl: **3**
Form: **I**
Breite: **5 cm**
Zug: **deutlich**
Dauer: **bis 7 Tage**

Kombi-Tape
Tape 13

Anleitung

Beugen Sie sich leicht nach vorne und stützen Sie sich mit beiden Armen auf einem Tisch ab. Ihr Partner misst die benötigte Tape-Länge von der Mitte des Kreuzbeins (ca. 5 cm oberhalb des Gesäßspalts) hoch zu der Stelle, an der das Hohlkreuz in die Außenkrümmung übergeht und die Wirbelknochen deutlich sichtbar sind. Schneiden Sie zwei Tapes ¼ kürzer als gemessen ab.

1. **Basis:** Kleben Sie ein Tape-Ende auf die Mitte des Kreuzbeins, ca. 5 cm oberhalb des Gesäßspalts. Das Tape zeigt dabei schräg nach oben.
2. **Verlauf und Ende:** Mit einer leichten Kurve ziehen Sie das Tape mit deutlichem Zug an einer Seite neben den Wirbelknochen hoch.
3. Ebenso verfahren Sie mit dem zweiten Tape auf der anderen Seite der Wirbelsäule.
4. Zusätzlich kleben Sie ein waagerechtes Tape vom Beginn der Tapes am Kreuzbein jeweils ca. 7–8 cm nach links und rechts bis über die herausragenden Beckenknochen.

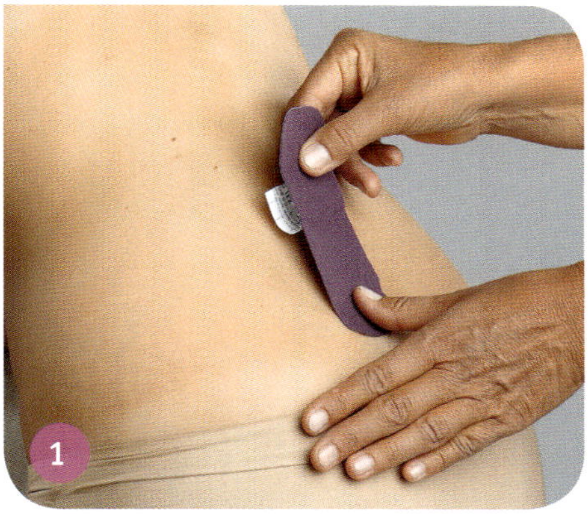
1

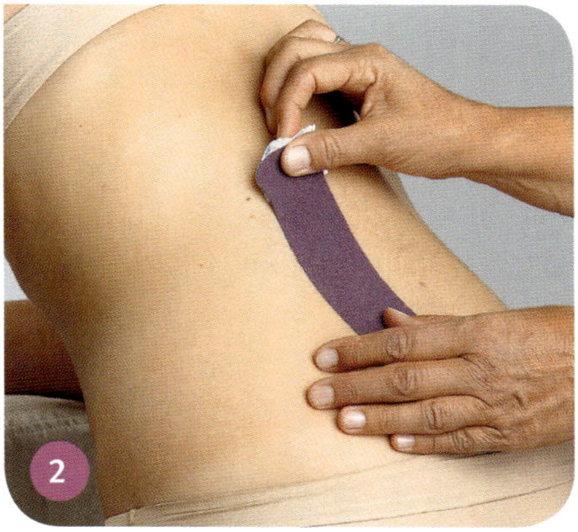
2

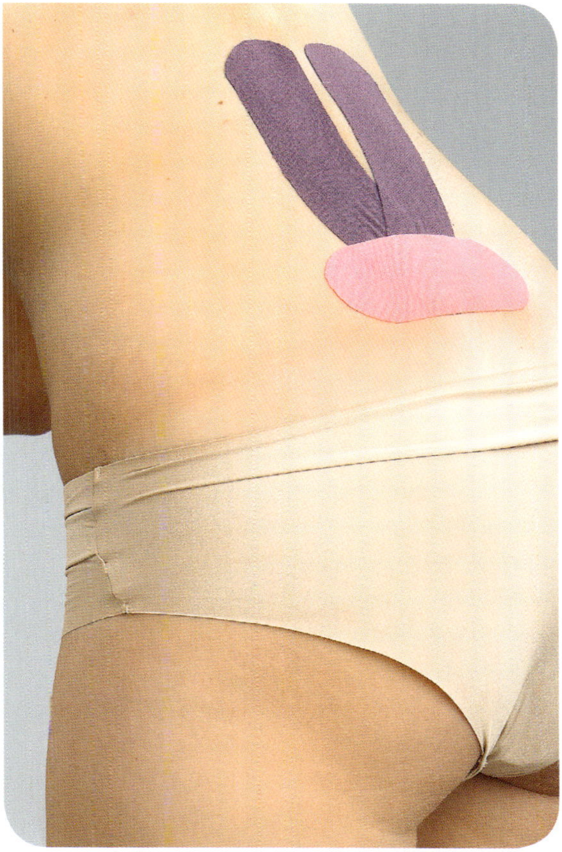

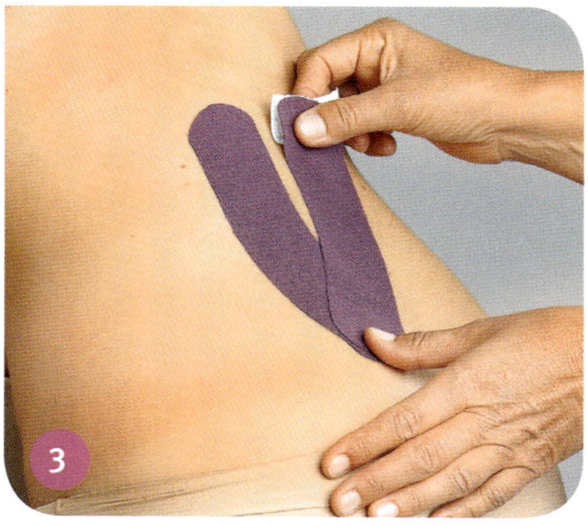
3

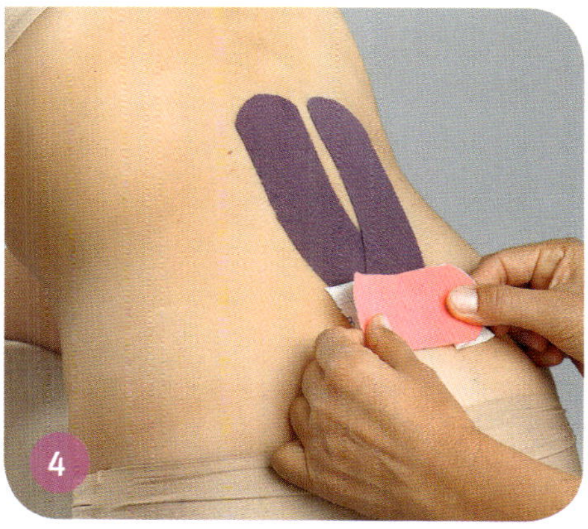
4

FASZIEN TAPE

Tape 11: Kreuzschmerz bei schräger Bewegung

» Diese Anlage eignet sich, wenn Ihre Lendenwirbelsäule während der schrägen Vorwärtsbewegung beim Sport (Tennisaufschlag, Volleyballsmash, Ball- oder Speerwerfen) oder beim Holzhacken, Bügeln oder Staubsaugen wehtut. Möglicherweise ist dafür die rautenförmige Rückenfaszie verantwortlich. Das Tape wird hier für Rechtshänder dargestellt. Linkshänder legen die Anlage einfach spiegelverkehrt an.

Tape

Anzahl:	**2**
Form:	**I**
Breite:	**5 cm**
Zug:	**deutlich**
Dauer:	**bis 7 Tage**

Anleitung

Setzen Sie sich mit der linken Gesäßhälfte auf eine Tischkante. Führen Sie Ihre schmerzhafte, schräge Bewegung aus, bis diese wehtut, und bewegen Sie sich dann ein wenig zurück, bis Sie gerade keine Schmerzen spüren. Ihr Tape-Partner misst die Tape-Länge von der Außenseite des linken Beckens schräg über den schmerzhaften Rückenbereich hoch zum vorderen rechten Brustkorb. Schneiden Sie zwei Tapes ¼ kürzer als gemessen ab. Reißen Sie die Schutzfolie in der Mitte des Tapes durch.

① **Basis:** Kleben Sie ein Tape-Ende ohne Zug links an die Außenseite des Beckens. Das Tape zeigt dabei zum Rücken hoch.

② **Verlauf und Ende:** Das Tape wird, während Sie tief ausatmen, vom Partner schräg und mit deutlichem Zug zum vorderen Rippenbogen an der rechten Seite gezogen.

③ Das zweite Tape wird, nur teilweise überlappend, genauso angelegt.

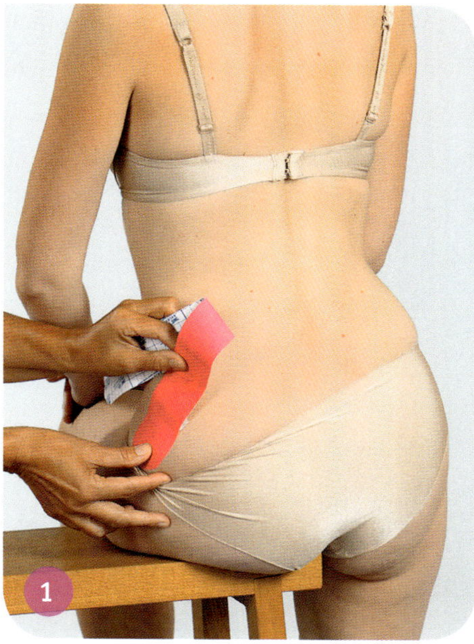
1

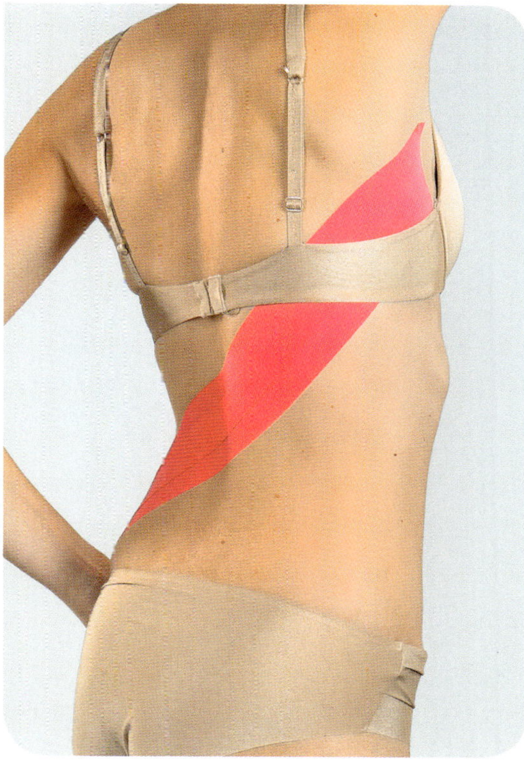

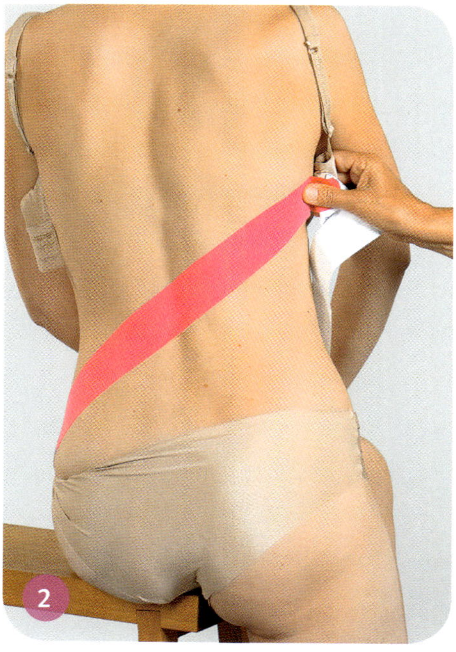
2

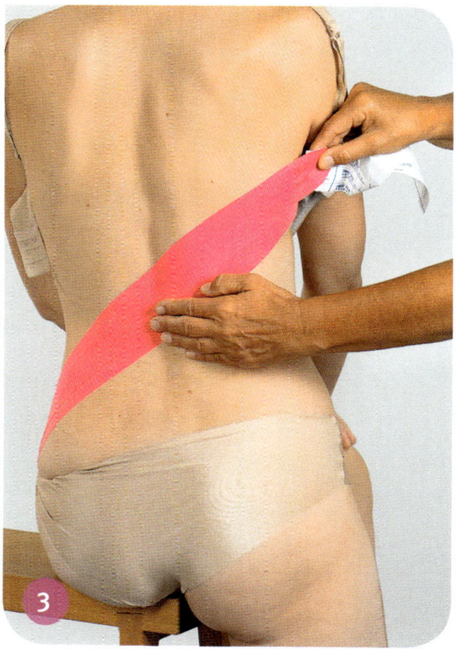
3

FASZIEN TAPE

Tape 12: Erweiterung Tape 11

» Diese Anlage bietet eine effektive Erweiterung, wenn bei schräger Belastung Kreuz- und Beckenschmerzen auftreten, für die Tape 11 nicht ausreicht. Dies kann z. B. bei besonders tiefen, hartnäckigen Beschwerden oder schwerer körperlicher Belastung der Fall sein. Das Tape wird hier für Rechtshänder dargestellt. Linkshänder legen es einfach spiegelverkehrt an.

Tape

Anzahl: **2**
Form: **I**
Breite: **5 cm**
Zug: **deutlich**
Dauer: **bis 7 Tage**

Kombi-Tapes

Tape 10, 13

Anleitung

Sie stehen in Schrittstellung, das linke Bein vorne und nach außen gedreht. Führen Sie Ihre schmerzhafte, schräge Bewegung aus, bis diese wehtut, und bewegen Sie sich dann ein wenig zurück, bis Sie gerade keine Schmerzen mehr spüren. Der Partner misst die Tape-Länge vom vorderen linken, inneren Oberschenkel über die Außenseite des linken Beckens, den schmerzhaften Rückenbereich diagonal hoch zum vorderen rechten Brustkorb. Schneiden Sie zwei Tapes ¼ kürzer als gemessen ab.

1. **Basis:** Kleben Sie ein Tape-Ende ohne Zug vom vorderen inneren Oberschenkel zur Außenseite des Beckens. Das Tape zeigt dabei schräg hoch.
2. **Verlauf und Ende:** Der Partner zieht, während Sie tief ausatmen, das Tape schräg und mit deutlichem Zug zum vorderen Rippenbogen an der rechten Seite.
3. Das zweite Tape wird, nur teilweise überlappend, genauso angelegt.

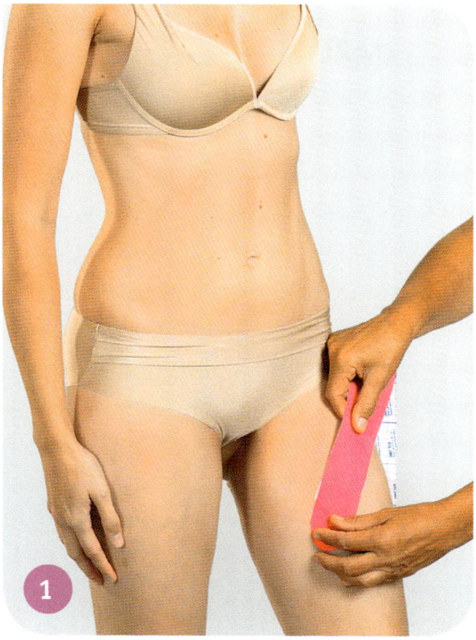
1

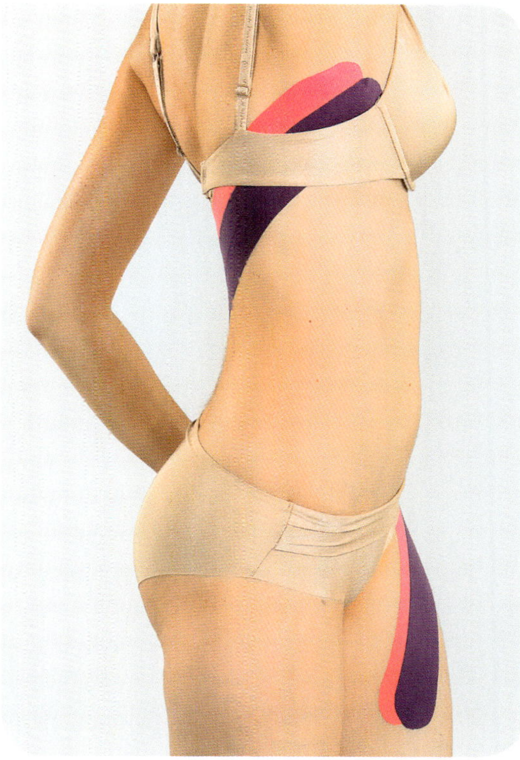

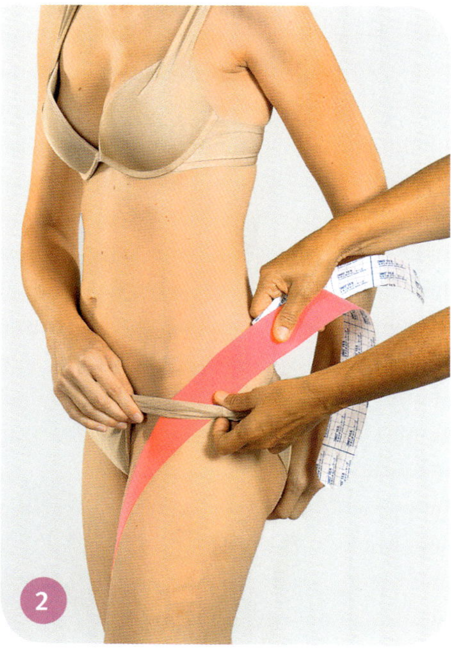
2

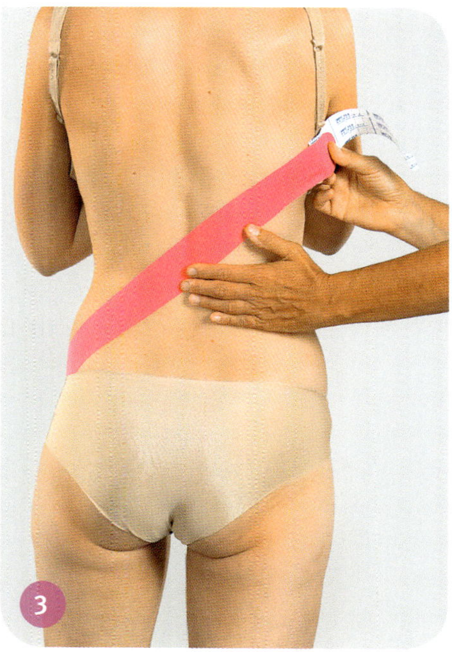
3

Tape 13: Beckenaufrichtung bei Hohlkreuz

» Viele Menschen, die meisten davon Frauen, leiden unter einem Hohlkreuz. Dabei ist das Becken nach vorne gekippt. Der untere Rücken wird überlastet, Schmerzen oder sogar Bandscheibenleiden sind die Folge. Das empfohlene beidseitige Tape stimuliert eine bessere Aufrichtung (Streckung) in der oberen Lendenwirbelsäule und die Aufrichtung des Beckens, wodurch das Hohlkreuz verringert wird.

Tape

Anzahl: **2 oder 4**
Form: **I**
Breite: **5 cm**
Zug: **deutlich**
Dauer: **bis 7 Tage**

Kombi-Tapes

Tape 10, 15, 7

Anleitung

Setzen Sie sich auf einen Hocker, mit aufgerichtetem Becken (abgeflachtem Hohlkreuz) und aufgerichtetem Brustkorb. Messen Sie die erforderliche Tape-Länge von der unteren Brustwirbelsäule über die Taille zum vorderen Ende des Beckenkamms und schneiden Sie das Tape ¼ kürzer als gemessen ab. Schneiden Sie ein oder zwei Tapes für jede Seite.

1. **Basis:** Kleben Sie ein Tape-Ende, schräg nach unten außen ausgerichtet, auf die untere Brustwirbelsäule.
2. **Verlauf:** Ziehen Sie das Tape mit deutlichem Zug, während Sie tief ausatmen und den Bauch einziehen, schräg nach außen und unten über die Taille.
3. **Ende:** Kleben Sie das Tape vorne innen, über dem vorderen Beckenkammknochen, auf den Unterbauch.
4. Ebenso verfahren Sie auf der anderen Körperseite.
   Wenn Sie das Gefühl haben, eine Tape-Verstärkung täte Ihnen hier gut, können Sie diese Anlage beidseitig nochmals wiederholen.
   Zur Stabilisierung der beidseitigen Anlage empfiehlt es sich für den alltäglichen Gebrauch sowie im Sport, die Enden am Unterbauch mit einem waagerechten Verbindungstape, ohne Zug, zu fixieren. Zusätzlich können Sie an der Wirbelsäule ein vertikales Tape anbringen (großes Foto).

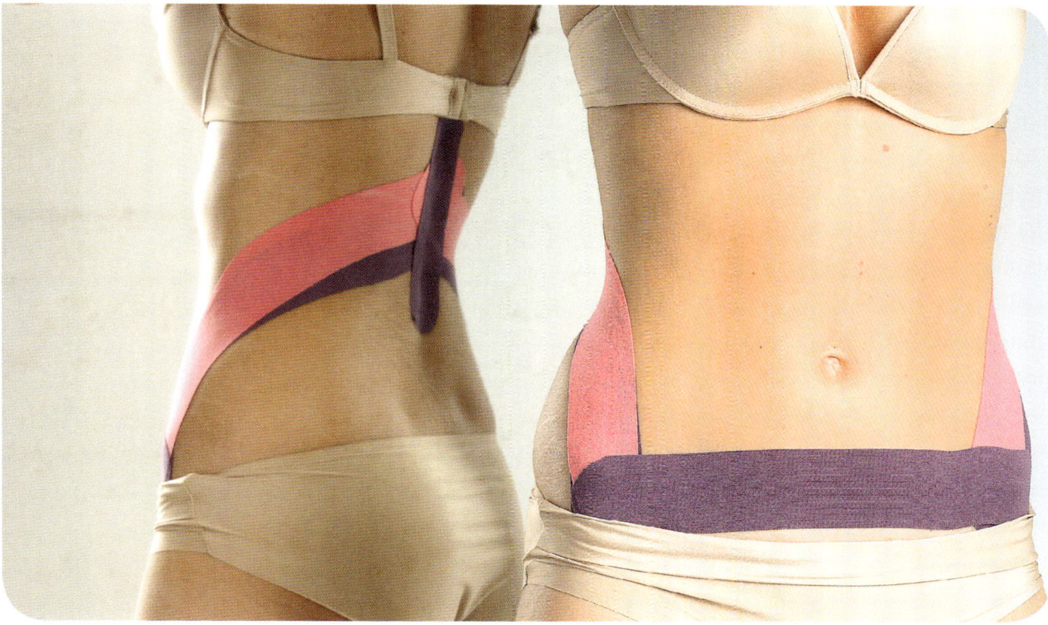

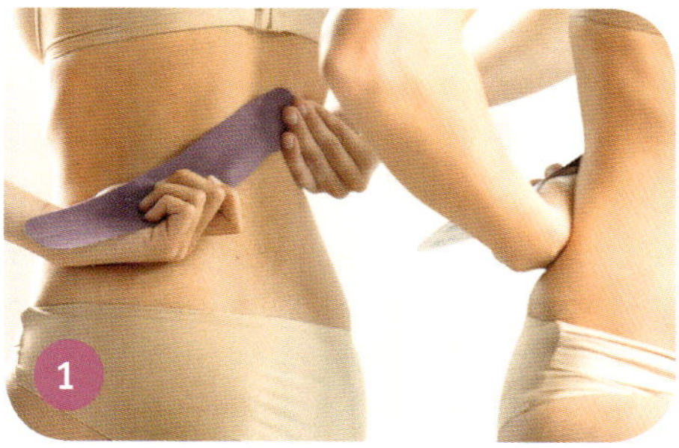
1

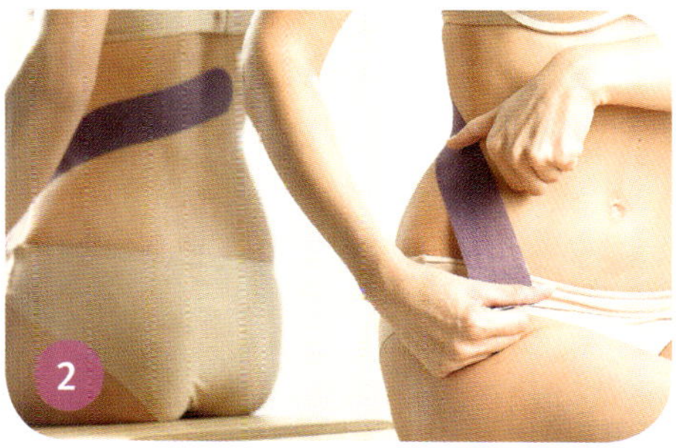
2

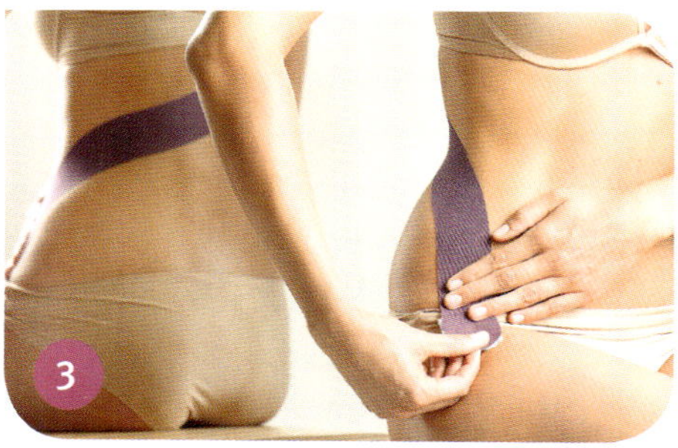
3

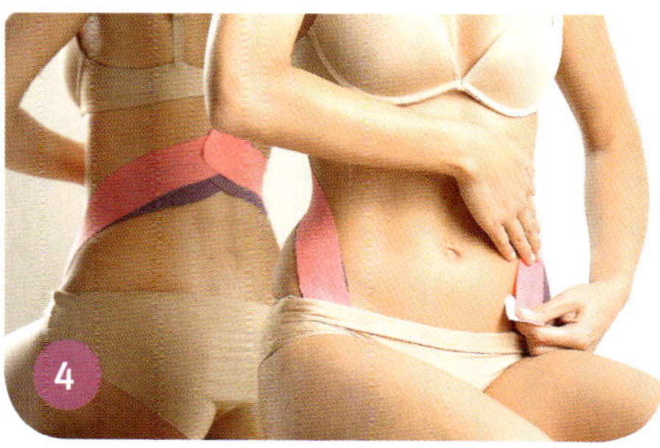
4

FASZIEN TAPE

Tape 14: Faszientape bei Hohlkreuzschmerzen

» Bei den meisten Menschen sind die horizontalen, quer angelegten Bauchmuskeln und die damit verbundenen Beckenbodenmuskeln zu schwach ausgeprägt. Dies kann bei jeder Stellung oder Bewegung, vor allem aber bei Überstreckung, Rückenschmerzen verursachen. Diese Tape-Anlage kann zur erforderlichen Spannung der Rückenfaszie beitragen, Übungen erleichtern und Rückenschmerzen lindern.

Tape

Anzahl: **4**
Form: **I**
Breite: **5 cm**
Zug: **deutlich**
Dauer: **bis 7 Tage**

Kombi-Tape

Tape 13

Anleitung

① **Basis:** Strecken Sie Ihre Brust deutlich heraus und ziehen Sie Ihren Unterbauch ein. Ihr Tape-Partner klebt die Mitte des langen Tapes unterhalb des Nabels horizontal auf die Mitte des Unterbauchs.

② **Verlauf und Ende 1:** Ihr Partner zieht ein Tape-Ende, während Sie tief ausatmen, mit deutlichem Zug linksherum, das andere rechtsherum über den jeweils vorderen Beckenkammknochen über die Taille.

③ **Basis 2:** Die Tape-Enden befinden sich überlappend auf der Lendenwirbelsäule auf Taillenhöhe. Ein kurzes vertikales Tape kann zur Stabilisierung der Tape-Enden über der Wirbelsäule angelegt werden.

④ **Verlauf und Ende 2:** Das zweite Tape wird etwas weiter unten und somit nur teilweise überlappend mit Tape 1 angelegt. Ziehen Sie dieses Tape mit wenig Zug waagerecht nach links und rechts über den Beckenkammvorsprung zum seitlichen Becken. Atmen Sie dabei aus und ziehen Sie Ihren Unterbauch ein.

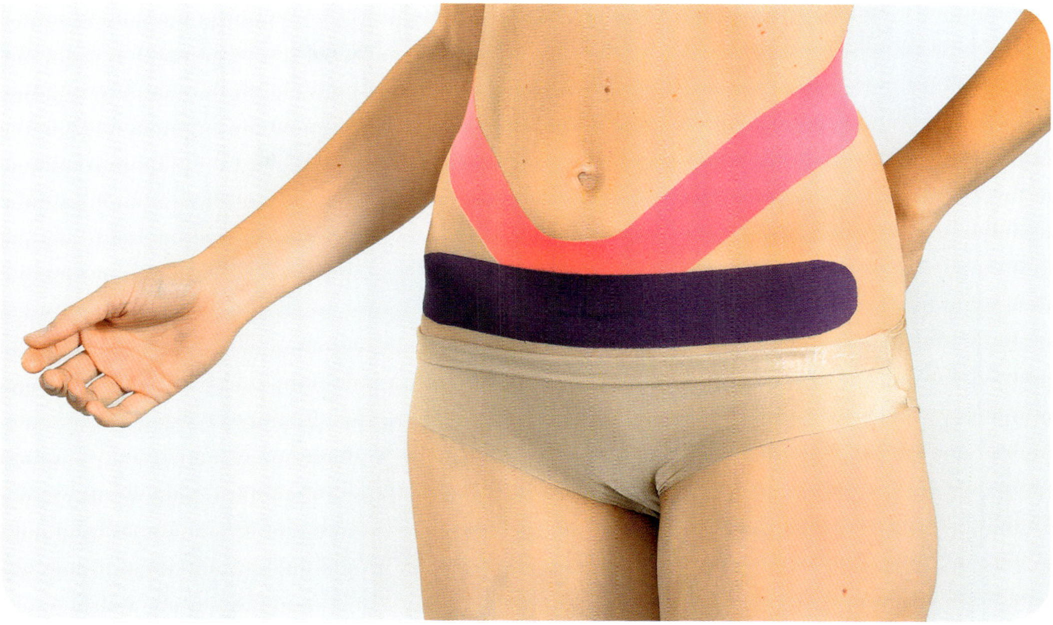

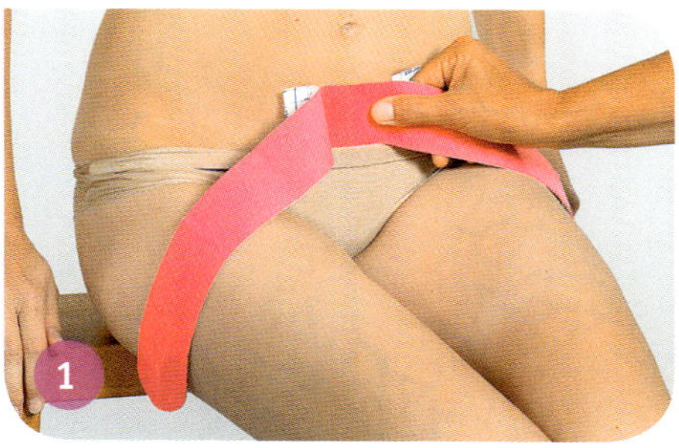
1

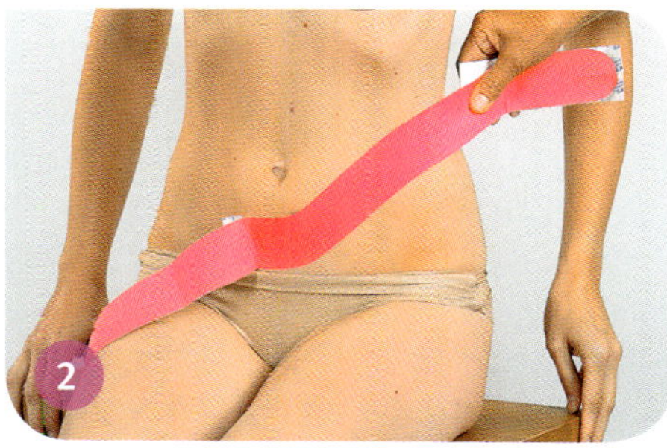
2

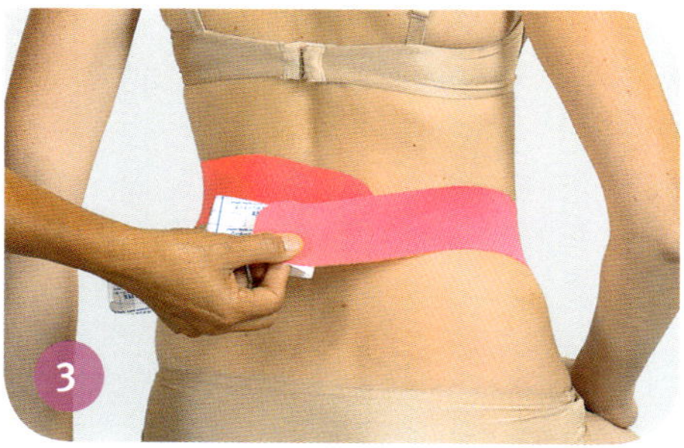
3

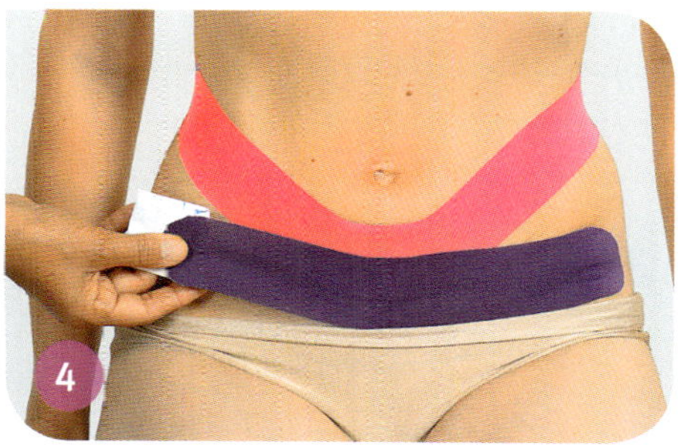
4

Tape 15: Aufrichtung der Brustwirbelsäule

» Mentaler Druck, ein Rundrücken durch Erkrankungen, mangelndes Selbstbewusstsein, üppiger Busen: Es gibt viele Gründe, warum die Brustwirbelsäule zuerst rund, später steif wird und oft Schmerzen bereitet. Körperliches, mentales oder auch Entspannungstraining ist unerlässlich. Dieses Tape ist eine einfache Unterstützung, denn es trainiert die Rückenstrecker fast automatisch.

Tape

Anzahl: **3**
Form: **I**
Breite: **5 cm**
Zug: **deutlich**
Dauer: **bis 7 Tage**

Kombi-Tapes

Tape 24, 10, 13, 15

Tipp

Wenn nicht die Muskeln schwach sind, sondern die Wirbelsäule rund und steif ist, legen Sie Tape 1 und 2 schräg statt längs (aber nicht quer) über die schmerzhaften, steifen Wirbel an – dort, wo die knöchernen Spitzen herausragen (siehe Alternative Anlage).

Anleitung

Setzen Sie sich mit aufgerichtetem Becken (abgeflachtem Hohlkreuz) und aufgerichtetem Brustkorb auf einen Hocker. Bald spüren Sie, dass Ihre Muskeln keine Ausdauer haben und Ihr Rücken steif ist. Oder positionieren Sie sich im Vierfüßlerstand (auf Händen oder Ellenbogen und Knien mit dem Gesäß nah an den Fersen), die Brustwirbelsäule durchgestreckt und nah am Boden. Die Länge der drei Tapes beträgt je ca. 15 cm bis 25 cm, je nach Länge des Rundrückens. Reißen Sie die Klebefolie der Tapes mittig durch. Sie benötigen einen Tape-Partner.

① **Basis:** Legen Sie die Tapes in Längsrichtung der Wirbelsäule an, die Mittellinie von Tape 1 und 2 leicht seitlich der Spitzen (Dornfortsätze).

② **Verlauf und Ende:** Ziehen Sie die ersten beiden Tapes mit deutlichem Zug, senkrecht nach oben und unten, dabei tief ausatmen. Tape 3 wird darüber, genau mittig, in Längsrichtung über die Wirbelsäule geklebt und festigt damit auch die ersten beiden Tapes.

Alternative Anlage bei steifer Wirbelsäule

③ **Basis 1 und 2:** Legen Sie Tape 1 und 2 etwas schräg nach links bzw. nach rechts über die steifen, herausragenden Wirbel-Dornfortsätze an.

④ **Verlauf und Ende:** Ziehen Sie die beiden Tapes mit deutlichem Zug, während tiefer Ausatmung, schräg nach oben und unten. Tape 3 folgt wie oben beschrieben.

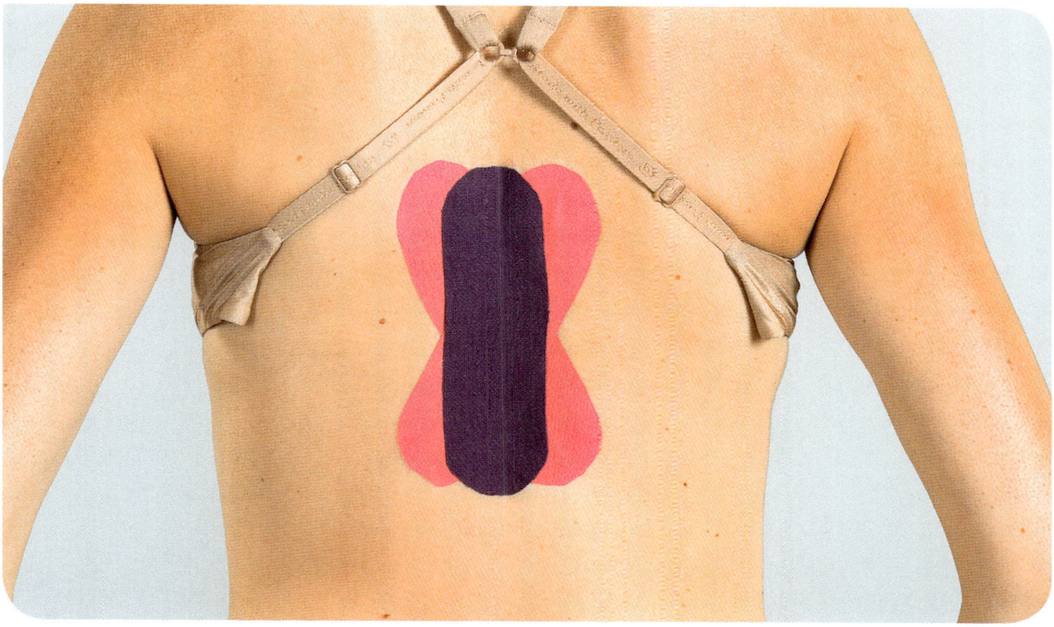

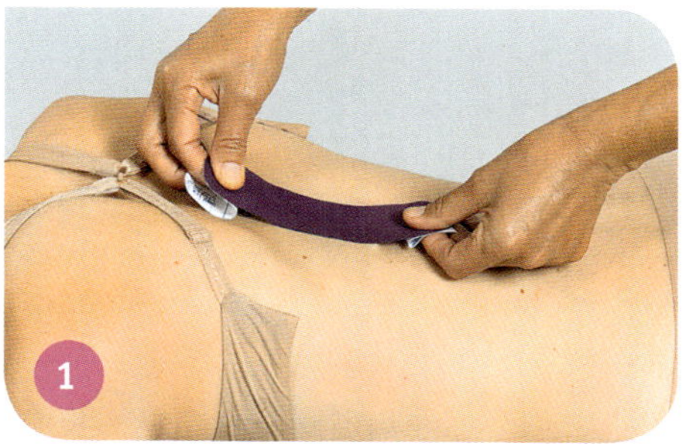
1

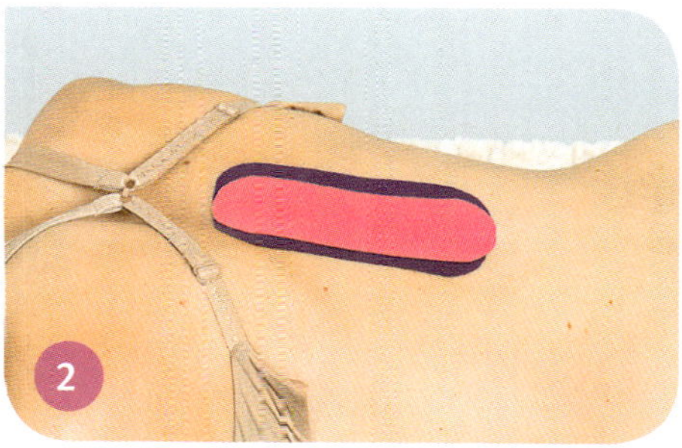
2

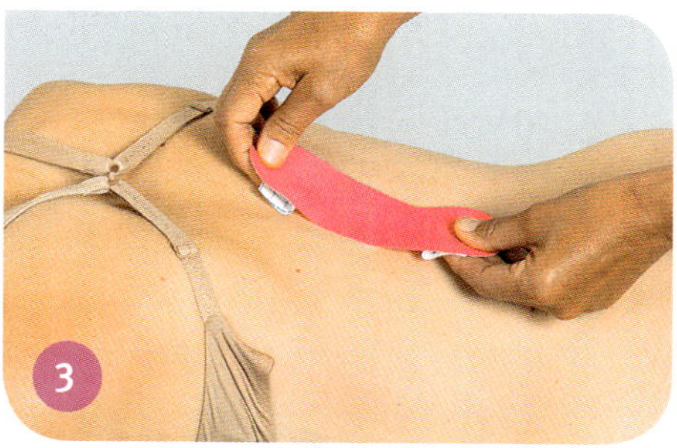
3

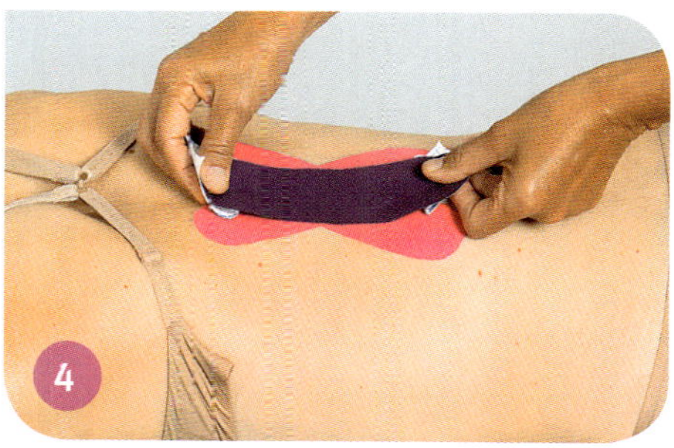
4

Tape 16: Verstauchter Daumen

» Nach einer Verstauchung des Daumens tut meist vor allem das Daumengrundgelenk weh. Dann bietet das Tape eine wirkungsvolle Stütze. Das Gelenk kann aber, genau wie das tiefer liegende Daumensattelgelenk, auch durch Überlastung schmerzen. Dies kommt immer häufiger bei übermäßigem Smartphone-Gebrauch vor. In diesem Fall ist neben dem Tapen auch Schonung angezeigt.

Tape

Anzahl: **2**
Form: **I**
Breite: **2,5 cm**
Zug: **deutlich**
Dauer: **bis 7 Tage**

Tipp

Zum Schutz des Tapes empfiehlt sich das Tragen eines dünnen Handschuhs.

Anleitung

Setzen Sie sich an einen Tisch und legen Sie Ihren betroffenen Arm auf die Kleinfingerseite. Messen Sie die Tape-Länge von der Außenseite des Unterarms über die Innenseite des Handgelenks zum Daumenballen und weiter um den Daumen herum. Schneiden Sie dann das Tape ¼ kürzer ab. Zusätzlich schneiden Sie das Tape längs durch, sodass Sie zwei schmale Tapes erhalten.

1. **Basis:** Spreizen Sie den Daumen leicht ab, jedoch noch im schmerzfreien Bereich. Kleben Sie ein Ende an die Zeigefingerseite des Daumengrundgelenks.
2. **Verlauf:** Kleben Sie das Tape, beginnend in Richtung Handrücken, zweimal um das Gelenk herum.
3. **Verlauf:** Ziehen Sie nun das Tape weiter über den Daumenballen und die Innenseite des Handgelenks.
4. **Ende:** Vom Handgelenk ziehen Sie das Tape schräg weiter zur Kleinfingerseite des Unterarms und von dort bis zur Unterarm-Außenseite. Wiederholen Sie diese Anlage teils überlappend mit dem zweiten Tape.

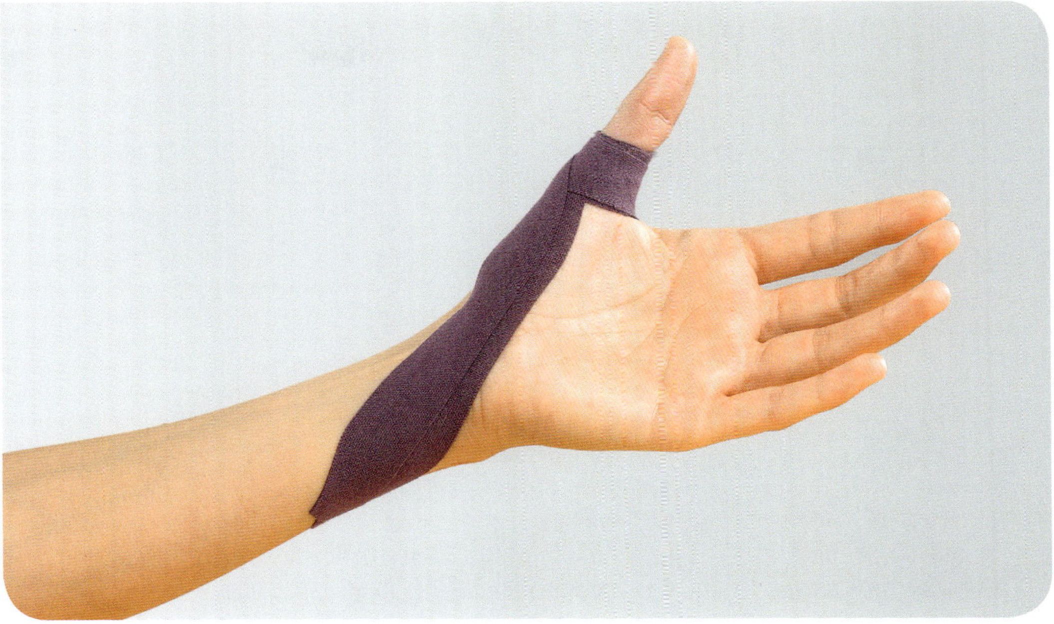

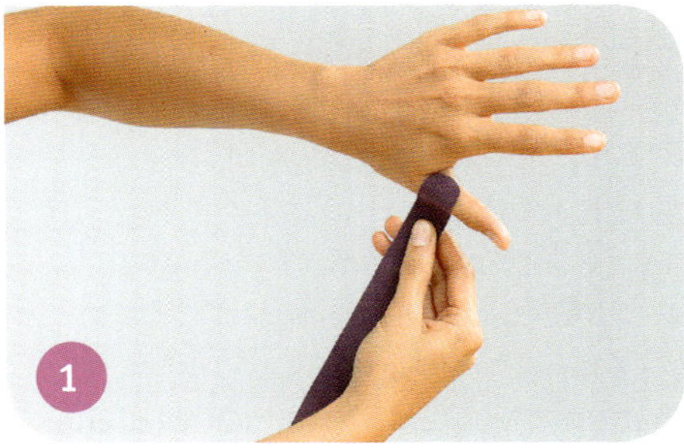
1

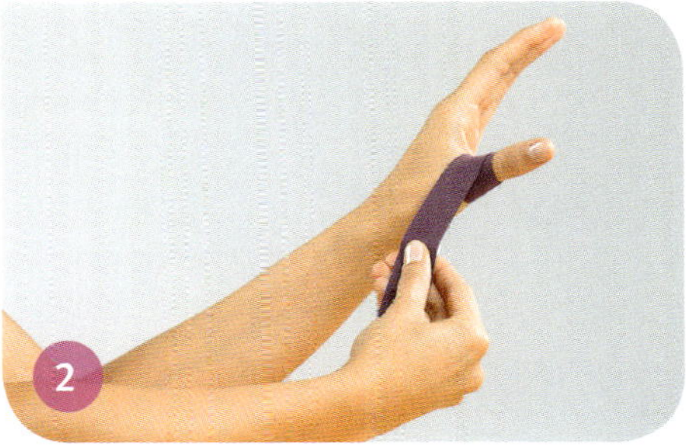
2

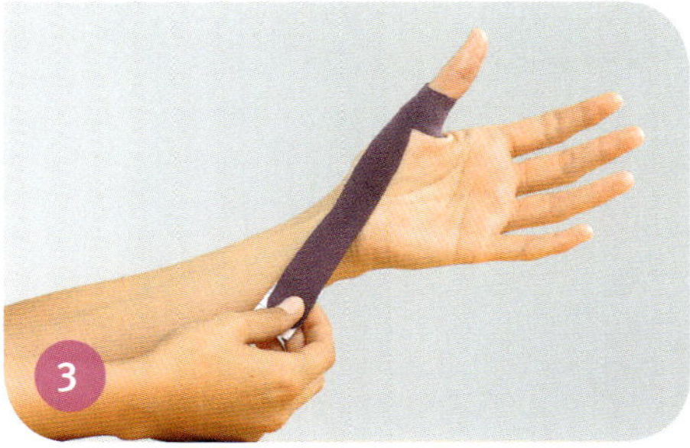
3

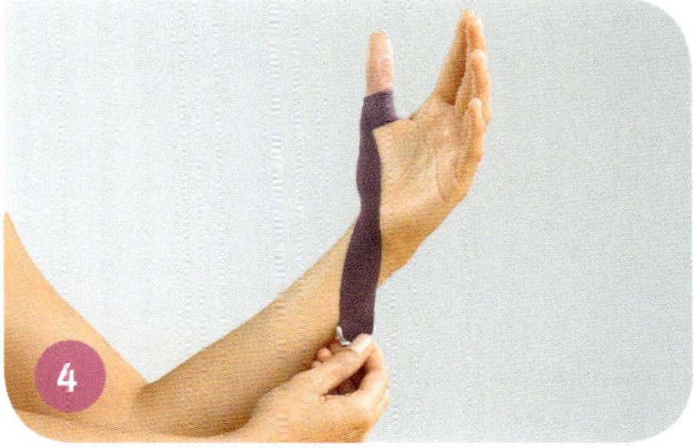
4

Tape 17: Daumenarthrose

» Gelenkverschleiß (Arthrose) zeigt sich vor allem im Daumensattelgelenk, das Handwurzel und Daumen verbindet. Man spricht dann von Rhizarthrose. Diese kann starke Schmerzen verursachen und einfache tägliche Aktivitäten unmöglich machen. Dazu zählen unter anderem Schreiben, Tippen, Halten einer Tasse oder Händeschütteln. Physiotherapie und Taping sind hierbei die Mittel der Wahl.

Tape
Anzahl: **1**
Form: **I**
Breite: **5 cm**
Zug: **deutlich**
Dauer: **bis 7 Tage**

Anleitung

Setzen Sie sich an einen Tisch und legen Sie Ihren betroffenen Arm darauf. Messen Sie die Tape-Länge von der Außenseite des Unterarms bis zur Daumen-Zeigefinger-Schwimmhaut. Verdoppeln Sie diese Länge und schneiden Sie dann das Tape ¼ kürzer ab. Zusätzlich schmälern Sie die Mitte des Tapes, über eine Länge von 3 bis 4 cm, von beiden Seiten bogenförmig um 1 cm.

1. **Basis:** Spreizen Sie den Daumen leicht ab, jedoch nicht so weit, dass Sie Ihre Schmerzen spüren. Kleben Sie den geschmälerten mittleren Teil auf die Schwimmhaut zwischen Daumen und Zeigefinger.
2. **Verlauf und Ende von der Rückseite:** An der Rückseite ziehen Sie das Tape zur Speichenseite des Handgelenks und von dort weiter schräg hoch zur Außenseite der Elle. Das Tape-Ende auf der Elle ist somit auf der Innenseite des Unterarms.
3. **Verlauf und Ende von der Handinnenfläche:** An der Handinnenfläche ziehen Sie das Tape über das Handgelenk schräg hoch zur Elle, zum Ende des oberen Tapes. Beide Tape-Enden werden, wie immer, ohne Zug geklebt.

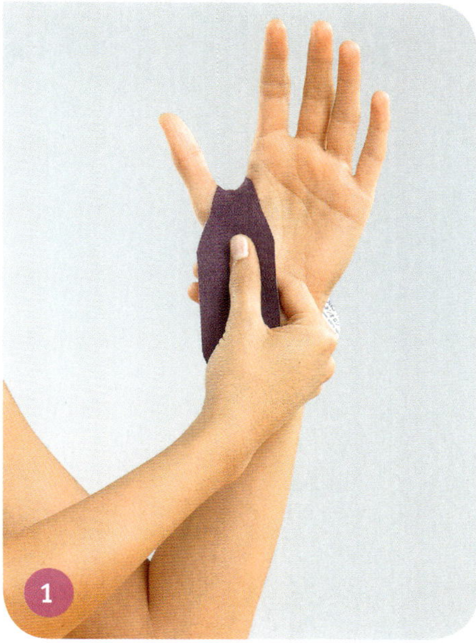
1

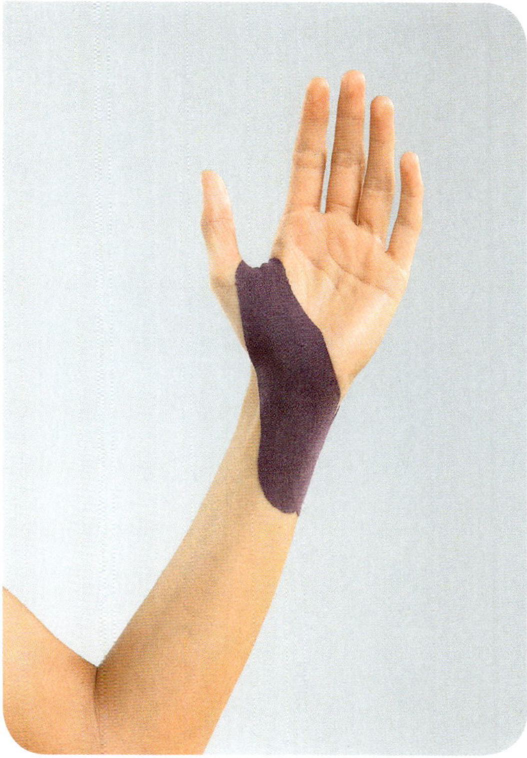

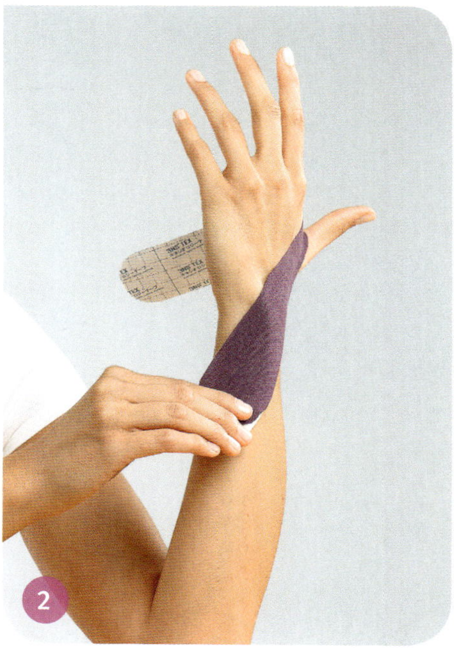
2

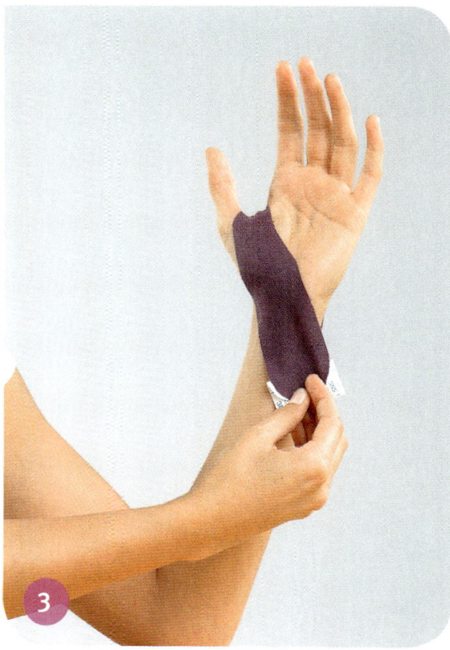
3

FASZIEN TAPE

Tape 18: Tennisarm

» Der Tennisarm oder -ellenbogen ist die bekannteste Diagnose bei Beschwerden an der Rück- oder Streckseite des Unterarms. Allerdings treten nicht nur bei der Rückhandtechnik im Tennis Schmerzen auf, sondern häufig auch beim Greifen und Halten von Gegenständen oder dem Bedienen von Computer-Maus und -Tastatur. Taping hilft, schnellere Verbesserungen bei der Therapie zu erzielen.

Tape

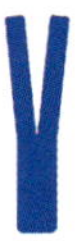

Anzahl:	**1**
Form:	**Y, asymmetrisch**
Breite:	**5 cm**
Zug:	**deutlich**
Dauer:	**bis 7 Tage**

Anleitung

Der Ellenbogen ist rechtwinklig, das Handgelenk leicht gebeugt, der Handrücken zeigt nach oben. Messen Sie die Tape-Länge von der Außenseite des Oberarms, direkt oberhalb des Ellenbogens, über Ellenbogen und Handgelenk zum Fingernagel des Mittelfingers. Schneiden Sie das Tape ¼ kürzer als gemessen ab. Schneiden Sie es außerdem längs mittig ein (ca. 10 cm) und kürzen Sie den Zügel für den Zeigefinger etwas (das Tape soll nicht über das Nagelbett geklebt werden).

1. **Basis:** Beginnen Sie die Tape-Anlage an der Außenseite des Oberarms, direkt oberhalb des Ellenbogens.
2. **Verlauf und Ende:** Ziehen Sie das Tape mit deutlichem Zug an der Innenseite des äußeren Ellenbogenknochens herunter über die Streckseite des Unterarms zum Handgelenk.
3. Die Schenkel des Y kleben Sie bis zum Nagel des Mittel- und Zeigefingers. Fixieren Sie die Tape-Enden mit schmalen zirkulären Tapes ohne Zug.

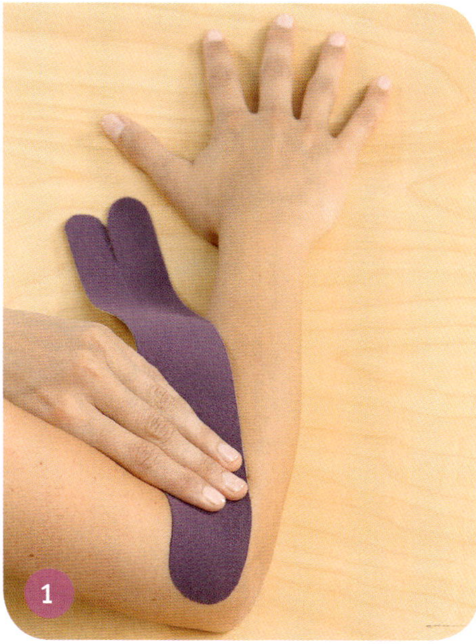
1

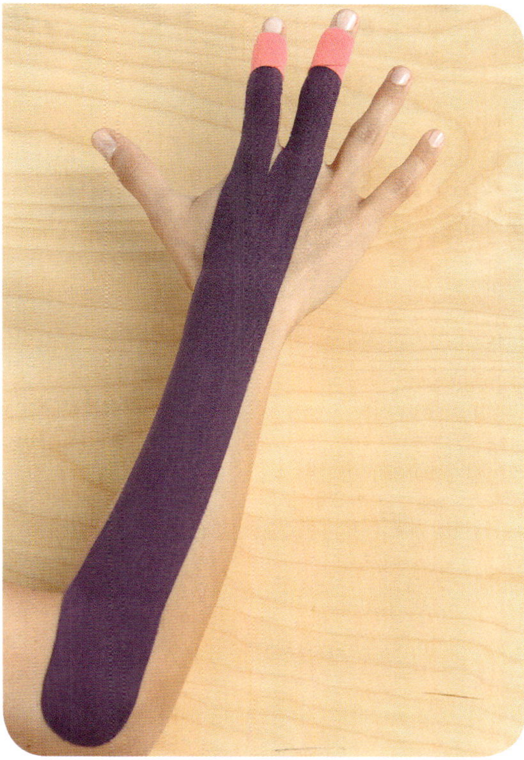

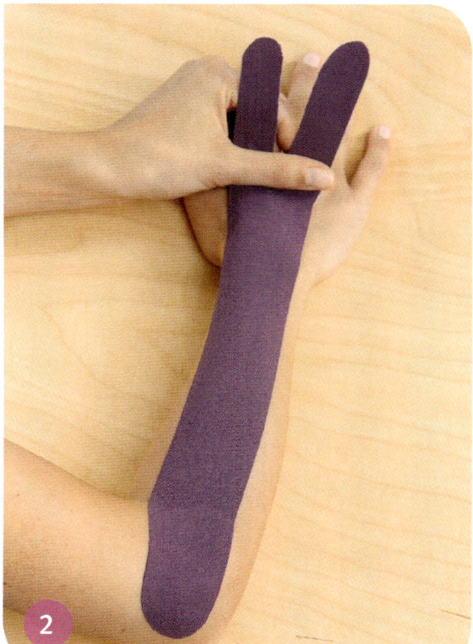
2

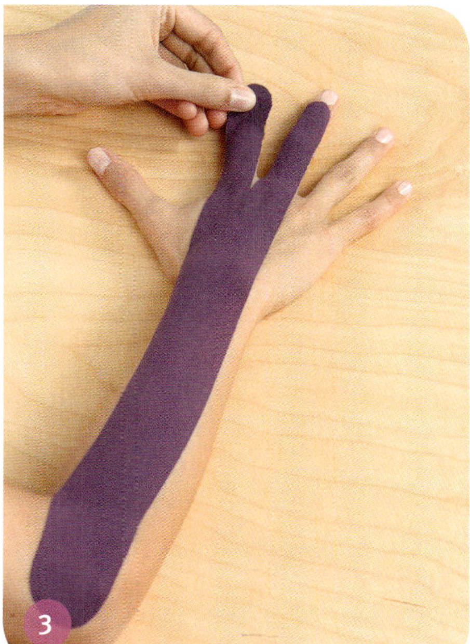
3

FASZIEN TAPE

Tape 19: Karpaltunnelsyndrom

» Der Mittelarmnerv (Medianus) läuft über die Innenseite des Ober- und Unterarms, durchquert am Handgelenk den Karpaltunnel und versorgt Beugemuskeln von Unterarm und Hand. Auf erhöhten Druck reagiert er mit Schmerz, Kribbeln in den Fingern bis hin zum Kraftverlust. Zusätzlich zur Therapie, auch nach einer Operation, kann diese Tape-Anlage sehr zu Behandlungsfortschritten beitragen.

Tape

Anzahl:	**1**
Form:	**Y, asymmetrisch**
Breite:	**5 cm**
Zug:	**deutlich**
Dauer:	**bis 7 Tage**

Anleitung

Setzen Sie sich an einen Tisch, den betroffenen Arm locker gestreckt, ohne ziehenden Schmerz oder kribbelnde Finger. Messen Sie die Tape-Länge von der Mitte des Oberarms (Innenseite) über die Beugeseite des Ellenbogens, des Unterarms und des Handgelenks zur Kuppe des Zeigefingers. Schneiden Sie das Tape ¼ kürzer ab als gemessen. Schneiden Sie ein Ende ca. 15 cm längs ein. Kürzen Sie die Schenkelseite für den Daumen um 5 cm.

1. **Basis:** Kleben Sie ein Tape-Ende auf die Innenseite des Bizeps.
2. **Verlauf:** Ziehen Sie das Tape mit wenig Zug zur inneren Seite des Ellenbogens, weiter geradlinig mit deutlichem Zug zur Mitte des Handgelenks.
3. **Ende:** Knapp oberhalb des Handgelenks ist die Schnittstelle für die beiden Endstreifen, die Sie einzeln und mit etwas weniger Zug zur Beugeseite von Zeigefinger und Daumen anlegen.
4. Die beiden Enden fixieren Sie mit schmalen Tapes, die ohne Zug zirkulär angelegt werden. Das Nagelbett wird dabei freigelassen.

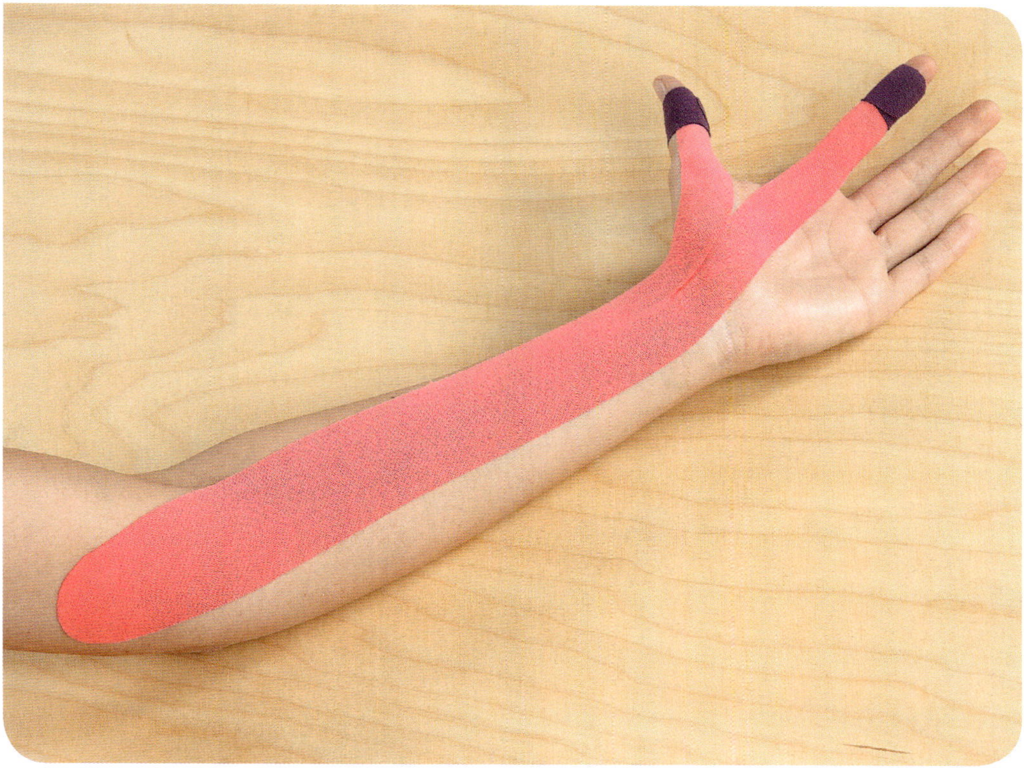

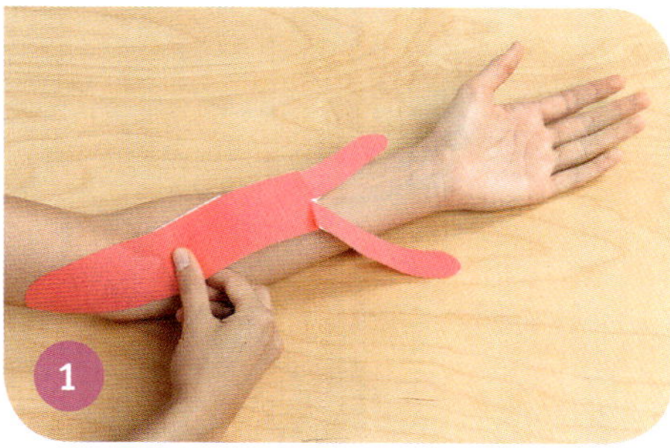
1

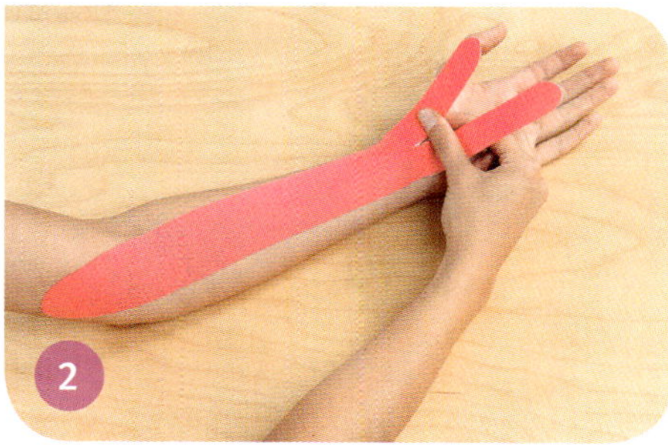
2

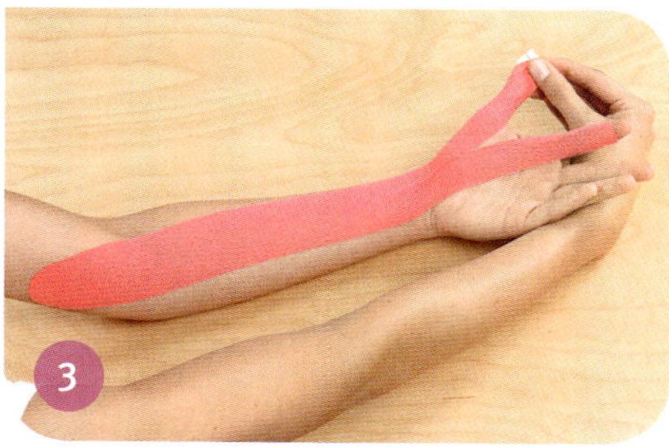
3

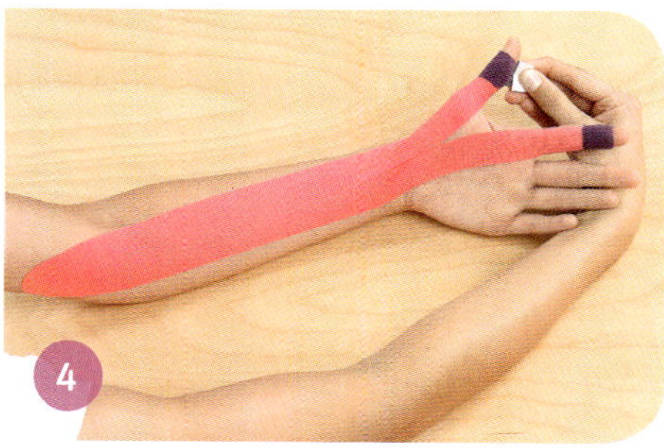
4

Tape 20: Schulterschmerzen bei Außendrehung

» Schmerzen in der Schulter bei Außendrehung des Oberarms versprechen nichts Gutes. Es handelt sich selten um einen gewöhnlichen Muskelkater. Vielleicht reibt, knirscht, knackt oder klemmt es auch noch? Lassen Sie dieses Problem lieber gleich abklären. Behandlungen mit oder ohne OP können gleichermaßen von Tapes profitieren.

Tape
Anzahl: **2**
Form: **I**
Breite: **5 cm**
Zug: **deutlich**
Dauer: **bis 7 Tage**

Kombi-Tapes
Tape 22, 23 (großes Foto)

Anleitung

Setzen Sie sich mit mäßig abgespreiztem Arm und rechtwinklig gebeugtem Ellenbogen an einen Tisch. Hand und Unterarm mit einigen Kissen unterlagern. Ihr Partner misst die Längen und schneidet beide Tapes ¼ kürzer als gemessen ab:

- Tape 1: vom prominentesten Wirbel am Übergang der Hals- zur Brustwirbelsäule (7. Halswirbel), am hinteren äußeren Knochen des Schulterblatts vorbei, weiter nach vorne zur vorderen Seite des Oberarms.
- Tape 2: ebenso vom unteren Winkel des Schulterblatts gradlinig an der hinteren äußeren Schulterecke vorbei, ebenfalls zur vorderen Seite des Oberarms.

① **Basis von Tape 1:** Ihr Partner klebt das Ende des ersten Tapes an der gegenüberliegenden Seite des 7. Halswirbels, während Sie Ihren Kopf von der betroffenen Schulterseite wegdrehen (zu der das Tape zeigt).

② **Verlauf und Ende von Tape 1:** Das Tape mit deutlichem Zug schräg nach unten und außen ziehen, über die innere obere Ecke des Schulterblatts, unten am horizontalen knöchernen Rand des Schulterblatts zur hinteren äußeren Ecke. Dort vorbei (nicht darüber) und weiter mit einer leichten Kurve zur vorderen Seite des Oberarms.

③ **Basis von Tape 2:** Ihr Partner klebt nun das zweite Tape am unteren Winkel des Schulterblatts.

④ **Verlauf und Ende von Tape 2:** Das Tape wird schräg hoch über die Schulter zum Oberarm gezogen.

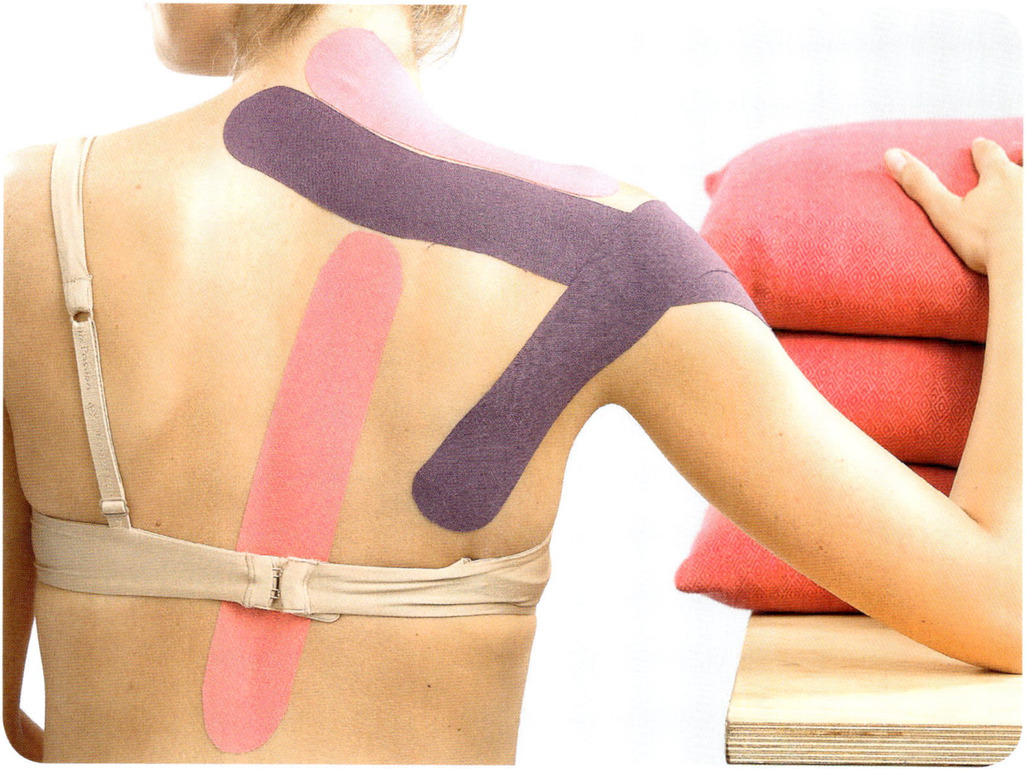

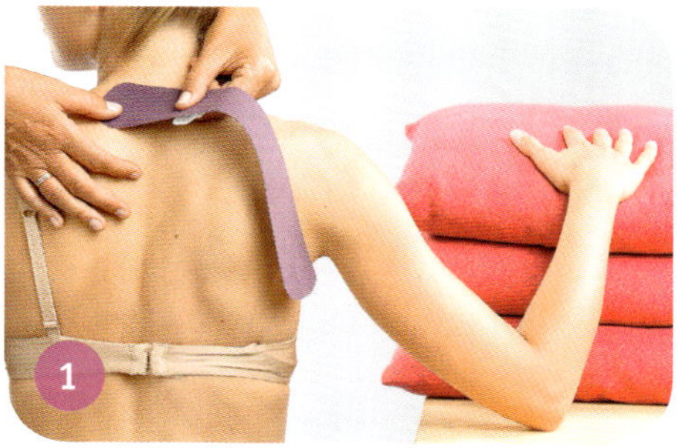
1

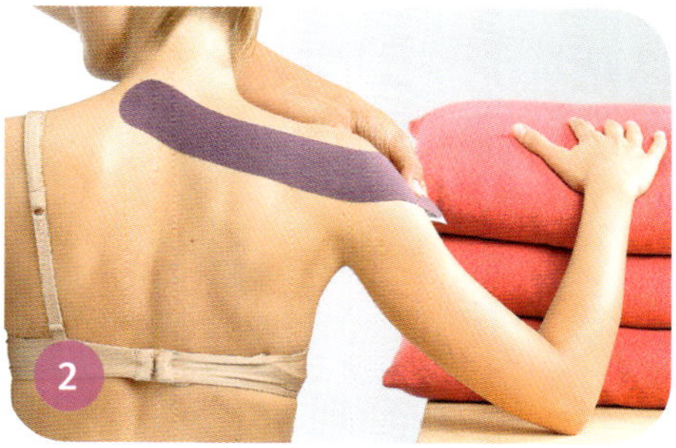
2

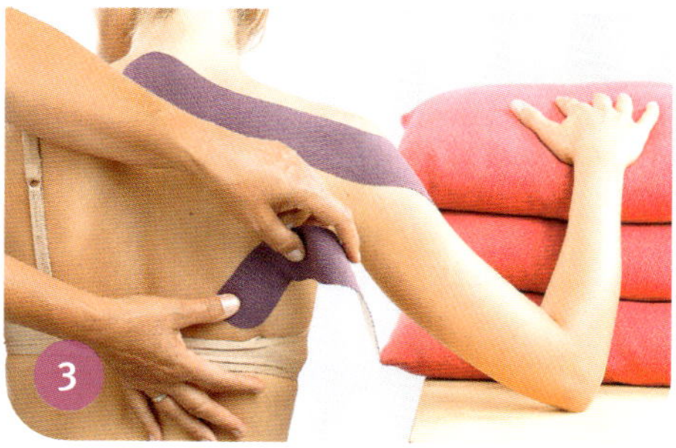
3

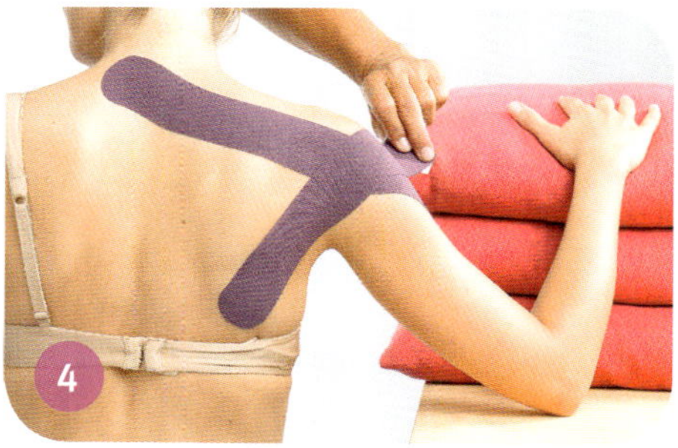
4

Tape 21: Schulterschmerzen bei Innendrehung

» Sie kommen mit der Hand nicht mehr richtig hinter den Rücken und haben Schwierigkeiten, Ihren BH zu schließen oder in den Mantel zu schlüpfen? Schulterschmerzen bei Innendrehung des Arms kommen häufig vor und sind immer behandlungsbedürftig. Ohne Behandlung nimmt die Bewegungseinschränkung der Schulter meist zu. Taping kann die Therapie wunderbar unterstützen.

Tape

Anzahl: **3**
Form: **I**
Breite: **5 cm**
Zug: **deutlich**
Dauer: **bis 7 Tage**

Kombi-Tape

Tape 22

Anleitung

Setzen Sie sich mit mäßig abgespreiztem Arm und rechtwinklig gebeugtem Ellenbogen an einen Tisch. Drehen Sie Ihre Handfläche nach unten, wodurch sich die Schulter mitdreht, bis zum Schmerzbeginn. Der Ellenbogen ist höher als die Hand. Die Position wird nun mit Kissen unterlagert. Ihr Partner misst die nötigen Tape-Längen:

- Tape 1: vom unteren Schulterblattwinkel zur Achsel und weiter um den Oberarm herum zu dessen Rückseite.
- Ein bis zwei weitere Tapes ziehen von Beckenkamm und ggf. der Lendenwirbelsäule zu Achsel und Oberarm.

Schneiden Sie alle Tapes ¼ kürzer als gemessen ab.

① **Basis von Tape 1:** Ein Tape-Ende am unteren Winkel des Schulterblatts kleben und dann mit deutlichem Zug schräg nach oben zur Achsel ziehen.

② **Verlauf Tape 1:** In der Achsel wird nicht geklebt. Hier kleben Sie ein weiteres Stück (5–7 cm) auf das Tape (Klebeseite auf Klebeseite).

③ **Ende von Tape 1:** Ihr Partner zieht das Tape vorne aus der Achsel heraus und um den Oberarm herum zu dessen Rückseite.

④ **Tape 2 und 3:** Das zweite Tape wird am Beckenkamm, bei Bedarf ein drittes an einem Wirbelknochen der Lendenwirbelsäule angelegt, beide in Richtung Achsel. Die Tapes werden mit deutlichem Zug geradlinig zur Achsel hochgezogen und überlappen in der Achsel Tape 1 komplett.

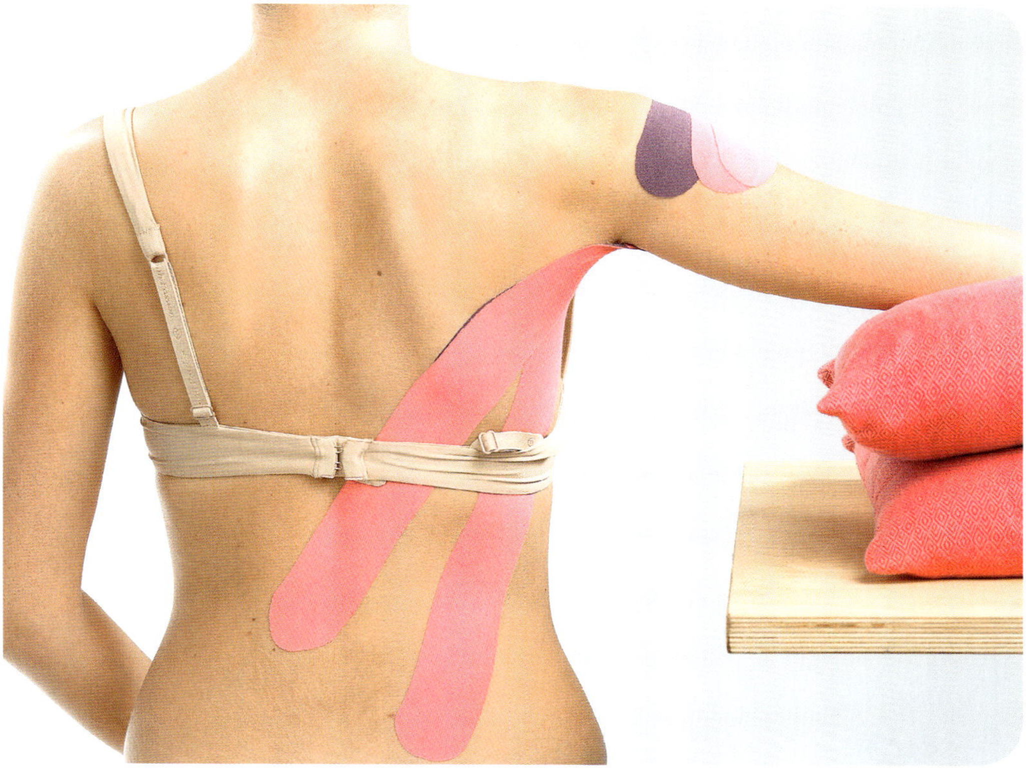

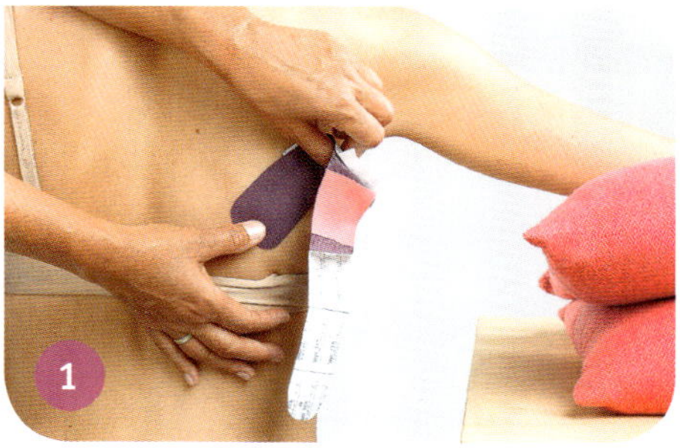
1

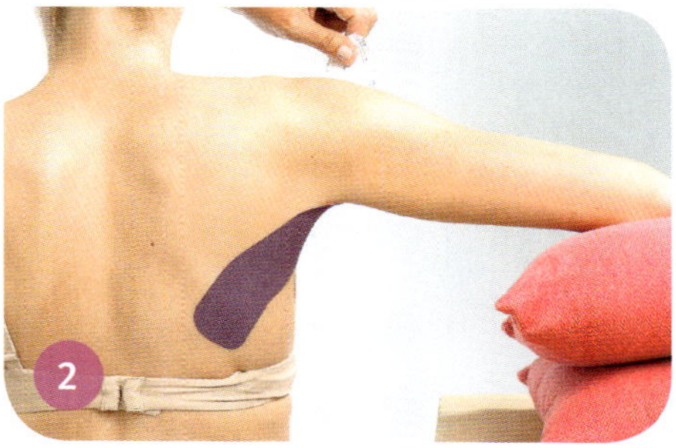
2

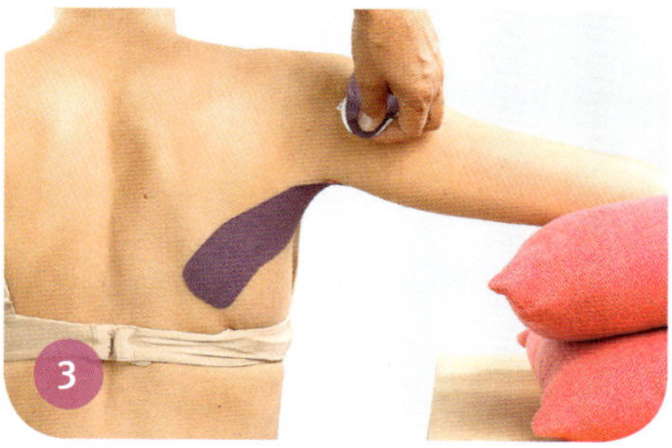
3

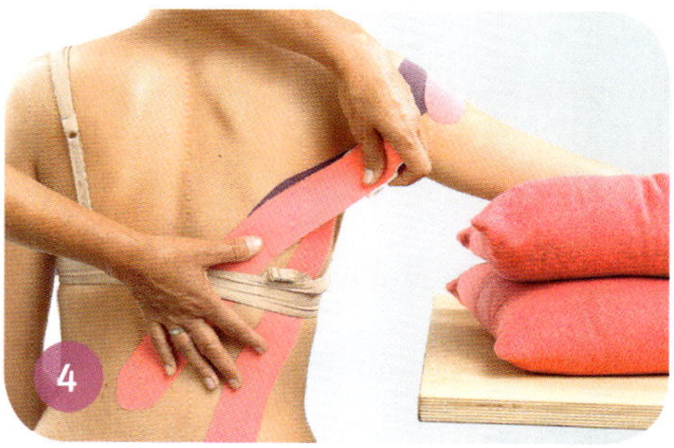
4

Tape 22: Verspannte Nacken-Schulter-Partie

» Der obere Rand des Kapuzenmuskels verläuft gut sichtbar vom Nacken zur Schulterecke. Dieser Muskelteil ist häufig schmerzhaft, meist verspannt, manchmal auch zu schwach. Die Tape-Anlage eignet sich, wenn das Drehen des Kopfes schmerzhaft ist. Sie können das Tape mit etwas Geschick selbst anlegen, jedoch bietet es sich auch als einfaches Partner-Tape an.

Tape
Anzahl: **1 (einseitig) oder 2 (beidseitig)**
Form: **I**
Breite: **5 cm**
Zug: **deutlich**
Dauer: **bis 7 Tage**

Kombi-Tapes
Tape 24, 25, Kopfschmerz- oder Schulter-Tapes

Anleitung Variante 1

Stützen Sie im Sitzen beide Ellenbogen auf einen Tisch, den Kopf in die Hände gestützt. Ihr Partner misst die Tape-Länge von der Seite des Nackens, unterhalb der Haargrenze, zur anderen Schulterecke. Schneiden Sie ein oder zwei Tapes ¼ kürzer als gemessen ab.

1. **Basis:** Ihr Partner klebt ein Tape-Ende auf die knöcherne Schulterecke.
2. **Verlauf und Ende:** Das Tape verläuft weiter über die obere Nacken-Schulter-Muskellinie und Halswirbelsäule zur anderen Nackenseite unterhalb der Haargrenze. Halten Sie den Kopf leicht von der betroffenen Seite weggedreht.
3. Bei beidseitigen Nacken- oder Schulterbeschwerden bzw. Kopfschmerzen wird das Tape beidseitig angelegt. Beide Tapes kreuzen sich über der unteren Halswirbelsäule. Auf dem großen Foto sehen Sie die Kombination mit dem beidseitigen Tape 23 für den unteren Kapuzenmuskel.

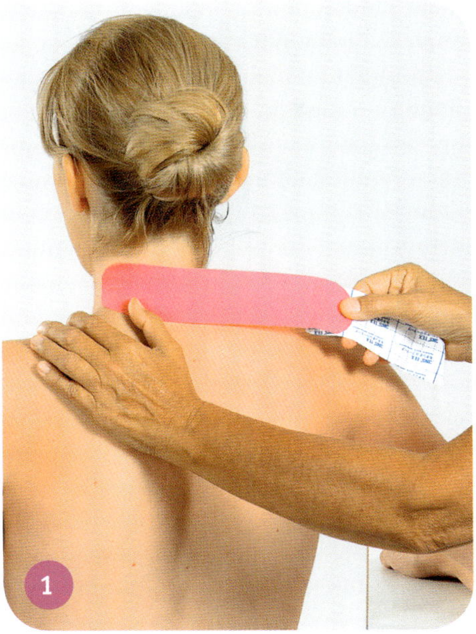
1

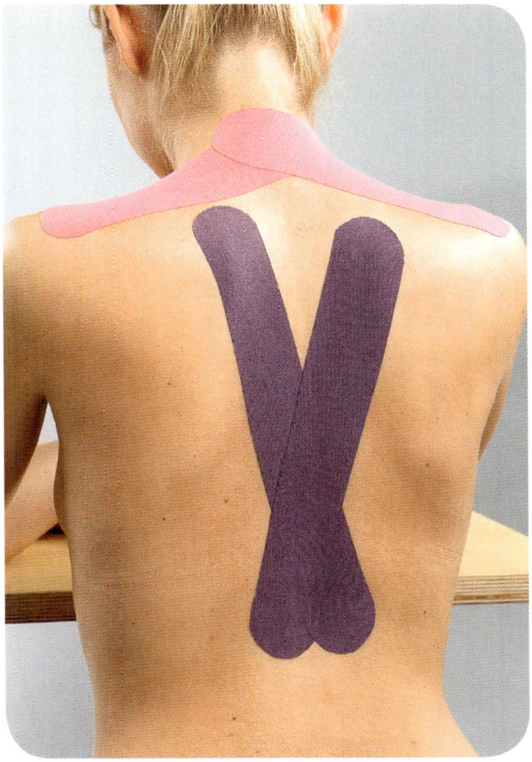

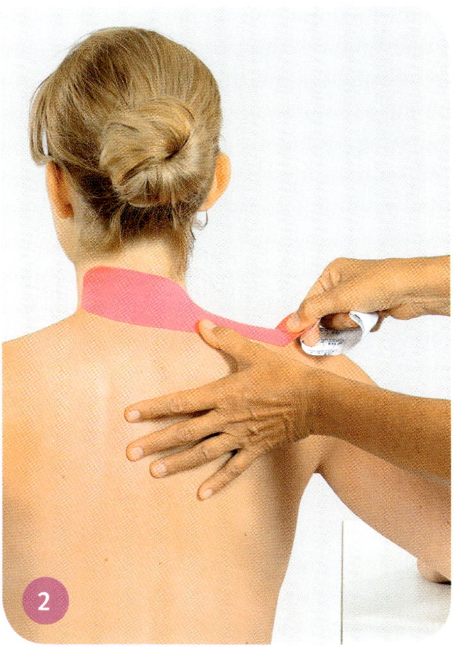
2

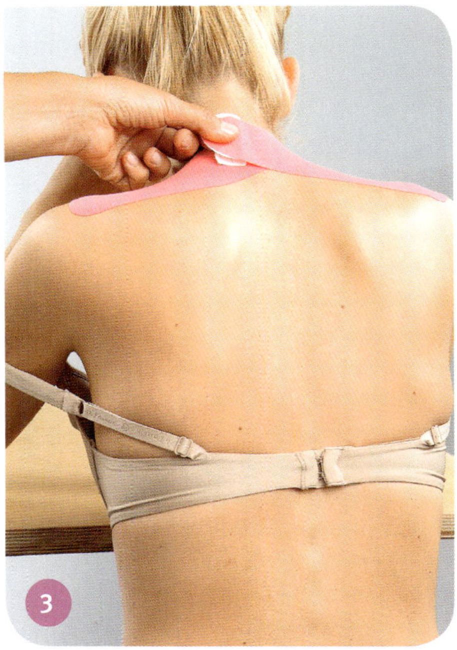
3

Tape 22: Verspannte Nacken-Schulter-Partie, Variante 2

» Der obere Rand des Kapuzinermuskels – vom Nacken zur Schulterecke – kann auch genutzt werden, wenn das seitliche Neigen zur Gegenseite schmerzhaft ist. Das spürt man im Alltag vielleicht nicht so häufig, aber beim Drehen umso mehr. Auch diese Variante wird vom Partner angelegt.

Tape

Anzahl: **1 (einseitig) oder 2 (beidseitig)**
Form: **I**
Breite: **5 cm**
Zug: **deutlich**
Dauer: **bis 7 Tage**

Kombi-Tapes

Tape 24, 25, Kopfschmerz- oder Schulter-Tapes

Anleitung Variante 2

Messen Sie die Tape-Länge von der Seite des Nackens, neben der Nackenbehaarung, zur gleichen Schulterecke. Ansonsten Durchführung wie Variante 1.

1. **Basis:** Ihr Partner klebt ein Tape-Ende auf die knöcherne Schulterecke.
2. **Verlauf und Ende:** Ihr Partner zieht das Tape über die obere Nacken-Schulter-Muskellinie zur gleichen Nackenseite. Halten Sie dabei den Kopf leicht von der Tape-Seite weggeneigt. Das Ende ist seitlich am Nacken. Beide Varianten lassen sich gut kombinieren, in Ausnahmefällen wie extremen Verspannungen auch beidseitig.

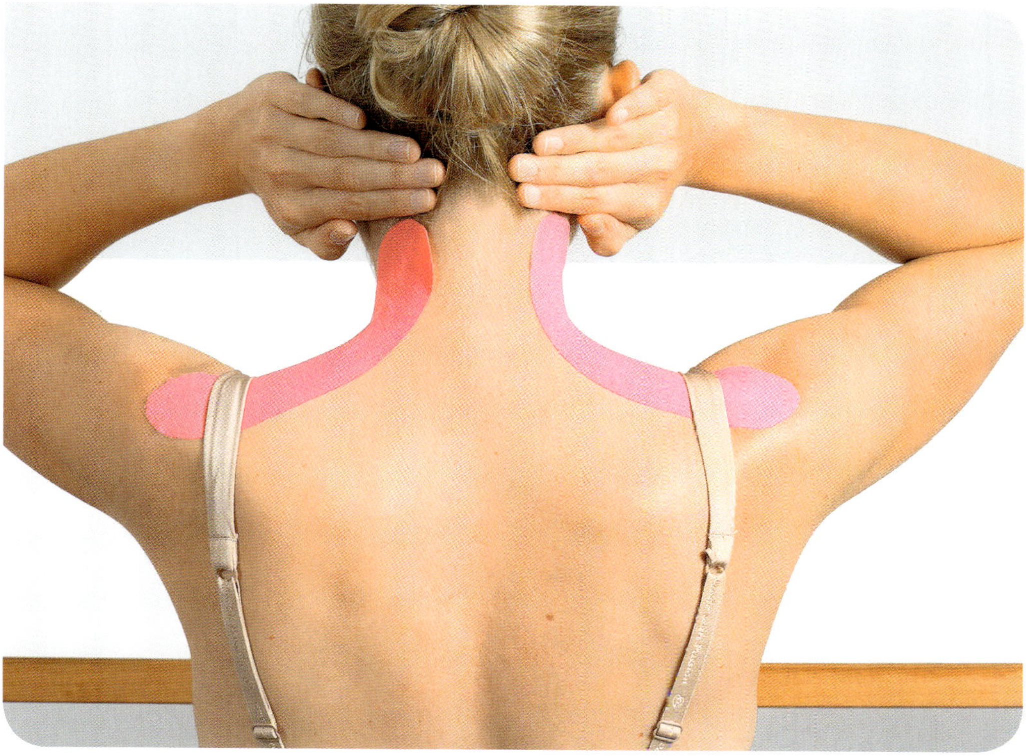

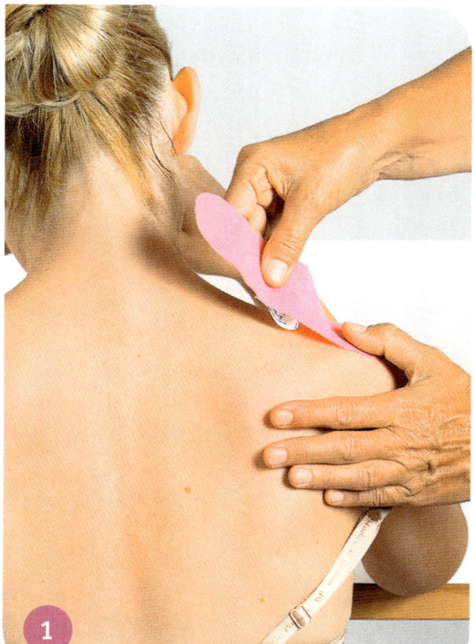
1

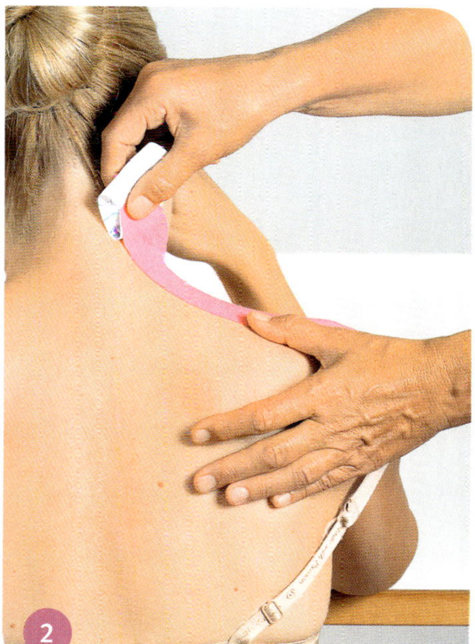
2

Tape 23: Schulterschmerzen beim Heben und Drehen

» Der untere Teil des Kapuzenmuskels verläuft von der unteren Brustwirbelsäule zum oberen, inneren Rand des Schulterblatts. Wenn Schulterschmerzen beim Heben und Drehen des Oberarms auftreten, z. B. beim Streichen der Decke, beim Wäscheaufhängen oder Werfen, kann die Tape-Anlage die Beweglichkeit erhöhen. Sie wird fast immer in Kombination mit anderen Schulter-Tapes verwendet.

Tape

Anzahl: **3**
Form: **I**
Breite: **5 cm**
Zug: **deutlich**
Dauer: **bis 7 Tage**

Kombi-Tapes

mit 22, 24, 25 oder anderen Schulter-Tapes

Anleitung

Setzen Sie sich locker hin, drücken Sie Ihre Brust heraus und ziehen Sie Ihre Schulterblätter zusammen. Ihr Partner misst die Tape-Länge von der Wirbelsäule auf Höhe der untersten Rippen zum oberen inneren Winkel des Schulterblatts. Schneiden Sie zwei Tapes ¼ kürzer als gemessen ab.

1. **Basis:** Kleben Sie ein Tape-Ende neben den unteren Brustwirbeln. Das Tape zeigt zum Schulterblatt der anderen Körperhälfte.
2. **Verlauf und Ende:** Ihr Partner legt das Tape schräg und mit deutlichem Zug, während Sie ausatmen, zur oberen, inneren Ecke des gegenüberliegenden Schulterblatts an.
3. Das Gleiche auf der anderen Seite, ebenfalls während Sie ausatmen.
4. Die Tape-Enden unten auf der Brustwirbelsäule können mit einem vertikalen Tape über der Wirbelsäule überklebt werden. Wenn Sie dabei aufrecht bleiben und ausatmen, verstärkt sich der Effekt.
   Für eine stärkere Haltungskorrektur, die jedoch auch die Gefahr von Schulter-Arm-Beschwerden birgt, kann man das Tape statt zum Schulterblatt zur oberen äußeren Ecke der Schulter ziehen.

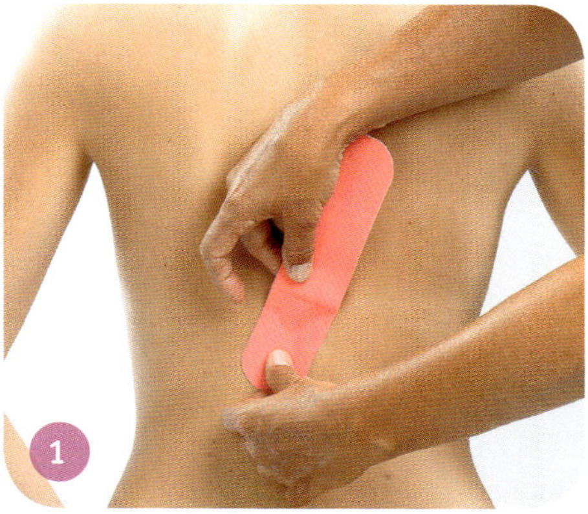
1

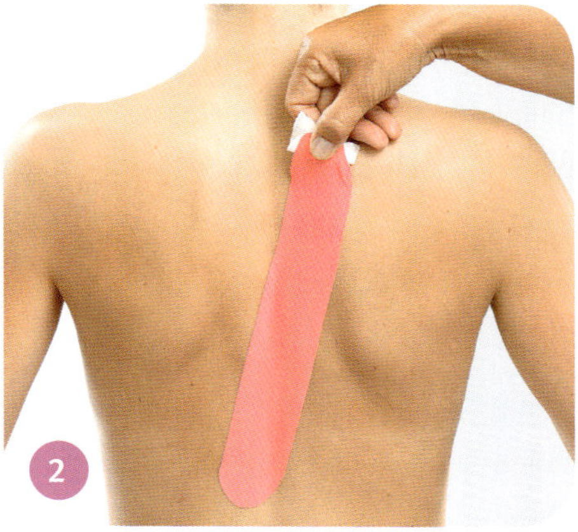
2

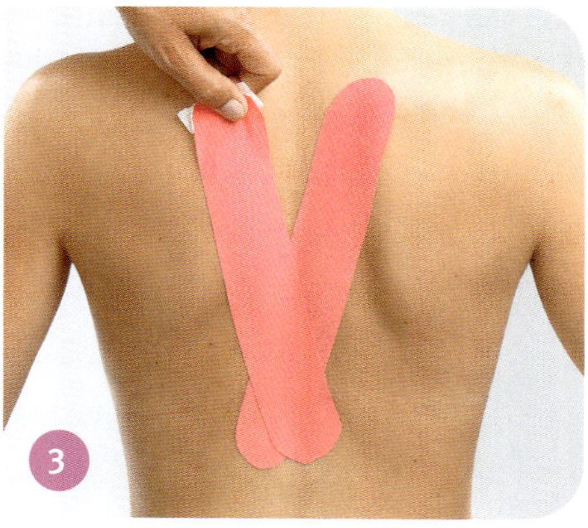
3

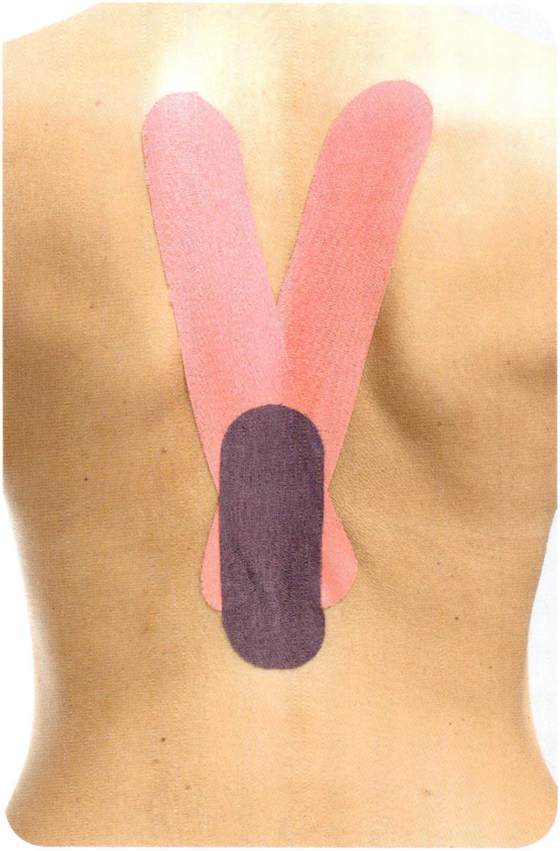

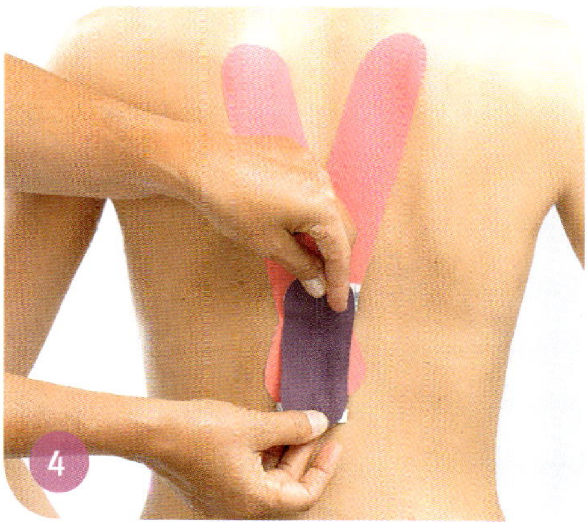
4

Tape 24: Schmerzen beim Kopfbeugen und Hochschauen

›› Wir Menschen verhalten uns unserer Halswirbelsäule (HWS) gegenüber nicht gerade liebevoll. So ist eine Überlastung durch eine dauerhafte Fehlhaltung im Arbeitsalltag üblich. Bei einer Dauerbeugestellung, z. B. beim Handwerken oder Lesen, verspannen die Nackenmuskeln häufig. Im späteren Stadium wird das Hochschauen mit Strecken der Halswirbelsäule zunehmend schmerzhaft.

Tape

Anzahl:	**2–3**
Form:	**I**
Breite:	**5 cm**
Zug:	**deutlich (oder leicht)**
Dauer:	**bis 7 Tage**

Anleitung

Zum Abmessen und Anlegen durch Ihren Partner stützen Sie den Kopf so ab, dass Sie gerade keine Schmerzen spüren.

1. **Wenn vor allem das Kopfbeugen schmerzt:** Ein Tape-Ende wird zwischen dem rechten Schulterblatt und der Brustwirbelsäule angelegt und mit deutlichem Zug nach oben und leicht nach außen bis kurz vor die Haargrenze gezogen. Im Nacken nimmt die Zugstärke etwas ab.
2. Das zweite Tape wird in gleicher Weise auf der anderen Seite angelegt. Der Tape-Anfang wird auf den Anfang des ersten Tapes geklebt. Zur Verstärkung des Effekts können Sie noch ein horizontales Tape anlegen. Die Mitte ist die Basis des Tapes, die ohne Zug auf den Anfang der beiden vertikalen Tapes geklebt wird. Das Tape wird dann mit deutlichem Zug zur rechten und linken Schulterecke gezogen.
3. **Wenn das Hochschauen schmerzhaft ist:** Basis: Der Beginn von beiden Tapes ist wie bei 1. Verlauf und Ende: Die beidseitigen Tapes werden mit deutlichem Zug schräg hoch zum und über den Übergang der Nacken-Schulter-Linie gezogen. Die Enden werden vorne, ohne Zug, knapp oberhalb der Schlüsselbeine und direkt neben dem vorderen schrägen Nackenmuskel angelegt.
4. Sie können zusätzlich wieder das horizontale Tape von Foto 2 oder, wie hier abgebildet, ein vertikales Tape (Tape 3 von S. 60/61) anlegen.

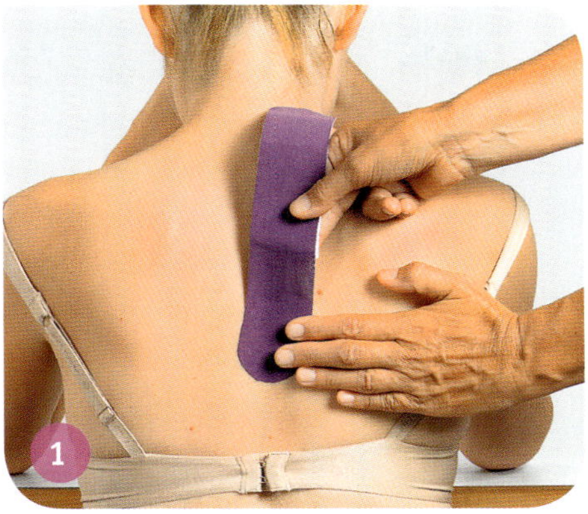
1

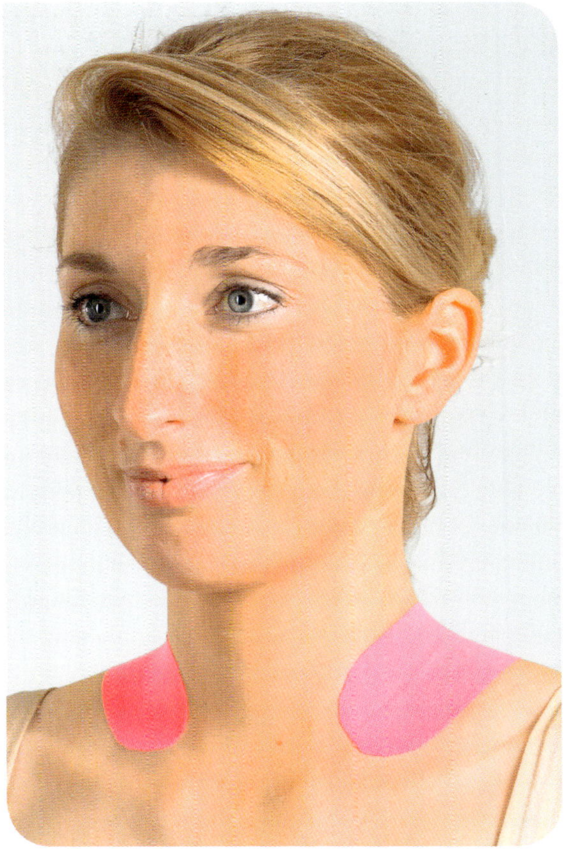

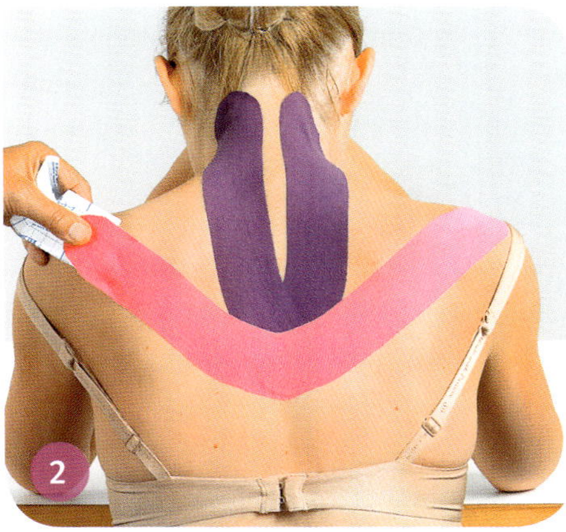
2

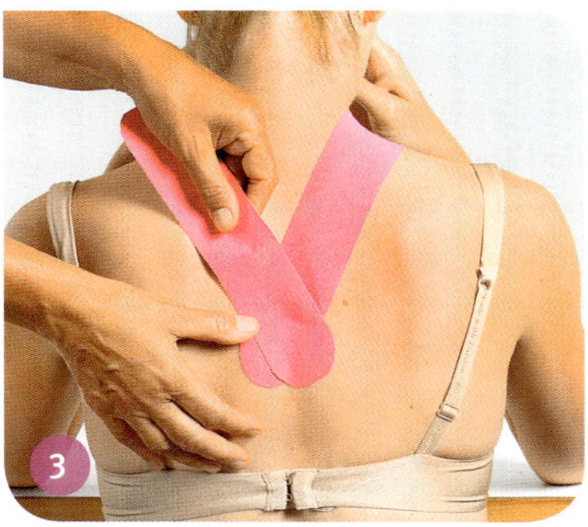
3

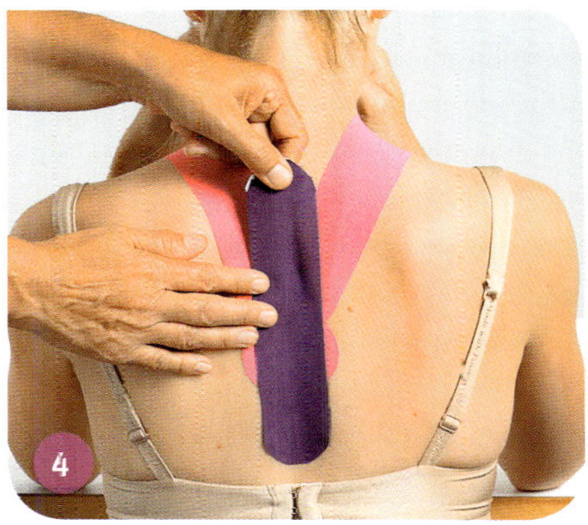
4

Tape 25: Nackenverspannungen

» Die beiden ersten Rippen legen sich wie eine Halskette beidseitig um unseren Nacken. Sie bilden den Übergang vom Hals zum Brustkorb und schließen diesen nach oben hin wie ein Deckel ab. Die erste Rippe kann durch falsche Haltung, z. B. am Schreibtisch, Beschwerden verursachen wie Kopfschmerzen, Nackenschmerzen oder Kribbeln in den Fingern.

Tape

Anzahl: **2 (einseitig) oder 4 (beidseitig)**
Form: **I**
Breite: **5 cm**
Zug: **deutlich**
Dauer: **bis 7 Tage**

Kombi-Tapes

Tape 25 kann sehr gut mit Tape 26 kombiniert werden. In diesem Fall zuerst Tape 26 anlegen und das Ende davon über der Rückseite zum Unterarm kleben.

Anleitung

Ihr Partner misst für Tape 1 die Länge von der Brustwirbelsäule zum unteren Teil des Schulterblatts über den Nacken-Schulter-Winkel zum Dreieck des inneren Schlüsselbeins und vorderen schrägen Halsmuskel. Für Tape 2 die Länge vom oberen Bereich des Brustbeins, am Hals entlang nach hinten bis zum ersten Knochen unterhalb des Nackens nehmen. Schneiden Sie beide Tapes ¼ kürzer als gemessen ab.

1. **Basis 1:** Ihr Partner klebt ein Ende von Tape 1 ohne Zug mittig zwischen den Schulterblättern. Das Tape zeigt dabei zum Winkel der Nacken-Schulter-Linie. Halten Sie ab jetzt den Kopf etwas zur anderen Seite geneigt.
2. **Verlauf und Ende 1:** Das Tape nun während einer tiefen Ausatmung mit deutlichem Zug von der Brustwirbelsäule über den oberen Kapuzenmuskel, nächstmöglich an der Nackenlinie, Schlüsselbein-Dreieck und vorderen schrägen Halsmuskel kleben.
3. **Basis 2:** Ein Ende von Tape 2 mittig auf das Brustbein kleben und, während des Ausatmens, das Tape hoch zum Schlüsselbein an der betroffenen Seite ziehen.
4. **Verlauf und Ende 2:** Das Tape nun mit deutlichem Zug weiter hochziehen und über den herausragenden Wirbelknochen am Nacken-Brustkorb-Übergang (letzter Halswirbel und erster Brustwirbel) kleben.
5. Bei beidseitigen Beschwerden an der ersten Rippe können Sie das gleiche Tape auch auf der anderen Seite anlegen.

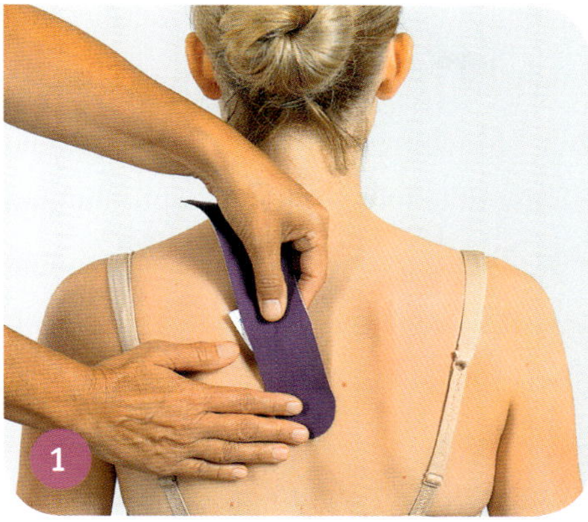
1

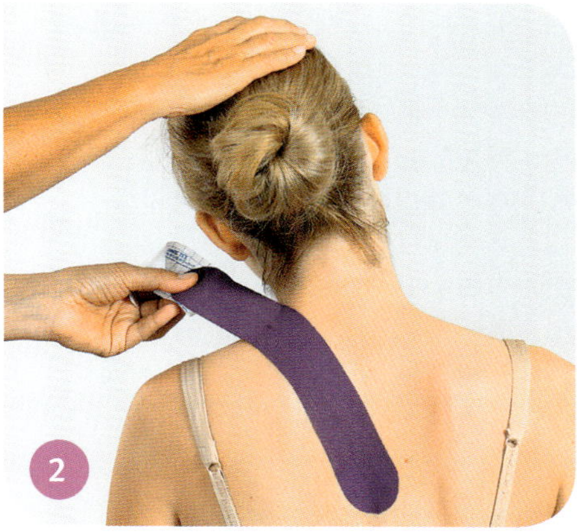
2

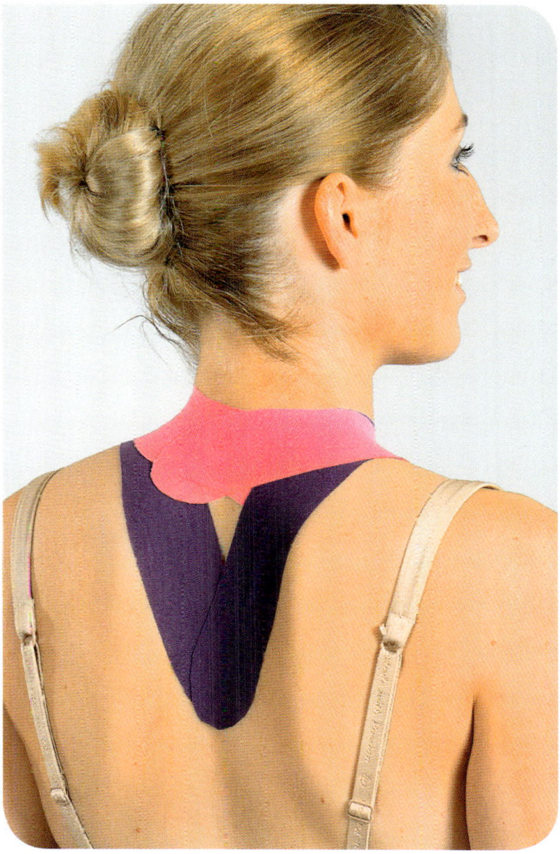

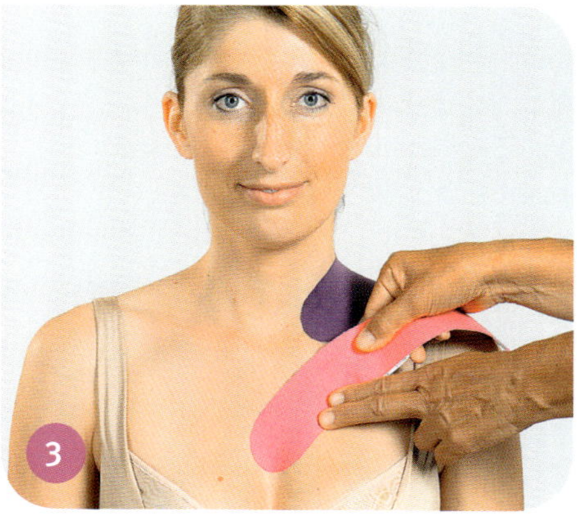
3

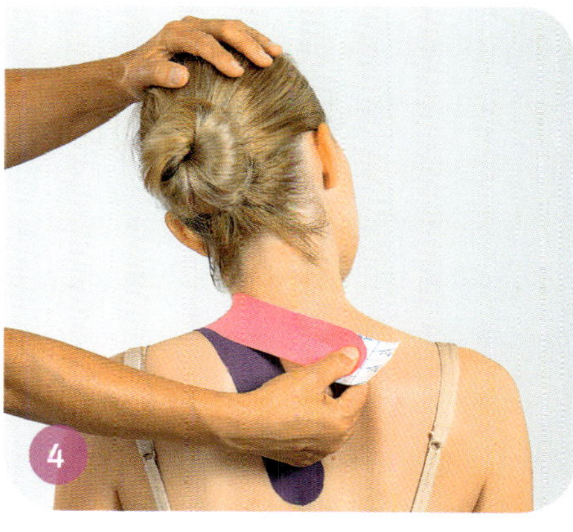
4

FASZIEN TAPE

Tape 26: Ausstrahlende Armschmerzen

» Armschmerzen, die ziehend, einschießend, kribbelnd oder brennend von Schulter oder Nacken über die Innenseite des Oberarms nach unten ausstrahlen, bzw. Missempfindungen in den Fingern deuten auf Nervenreizungen hin. Oft entsteht die Reizung an der Halswirbelsäule und sollte unbedingt fachmännisch behandelt werden. Tapes können schmerzlindernd wirken und Übungen erleichtern.

Tape

Anzahl: **1**
Form: **I**
Breite: **5 cm**
Zug: **wenig bis deutlich**
Dauer: **bis 7 Tage**

Kombi-Tapes

Tape 25, 24

Anleitung

Setzen Sie sich auf einen Hocker vor den Spiegel und legen Sie die Hand des betroffenen Arms auf dem Knie ab. Der Arm liegt also schräg vom Körper weg nach unten. Messen Sie die benötigte Tape-Länge seitlich vom Hals über den Ellenbogen zur inneren Seite des Unterarms. Schneiden Sie das Tape knapp ¼ kürzer als gemessen ab.

1. **Basis:** Kleben Sie das Tape seitlich vorne am Hals, gerade neben dem dicken, schrägen, kabelförmigen Muskel, der vom Kopf zu Schlüsselbein und Brustbein läuft.
2. **Verlauf:** Ziehen Sie das Tape mit wenig Zug schräg nach unten außen, zur vorderen Seite der Achsel.
3. **Verlauf:** Ziehen Sie es dann mit deutlichem Zug vorne über die Schulter und mit wenig Zug weiter am Innenrand des Bizeps am Oberarm in Richtung Ellenbogen. Lassen Sie das Tape mit deutlichem Zug an der vorderen Innenseite (Beugeseite) den Ellenbogen passieren.
4. **Ende:** Kleben Sie das Tape-Ende, ca. 10 cm unterhalb der Ellenbogenfalte, vorne innen auf den Unterarm.

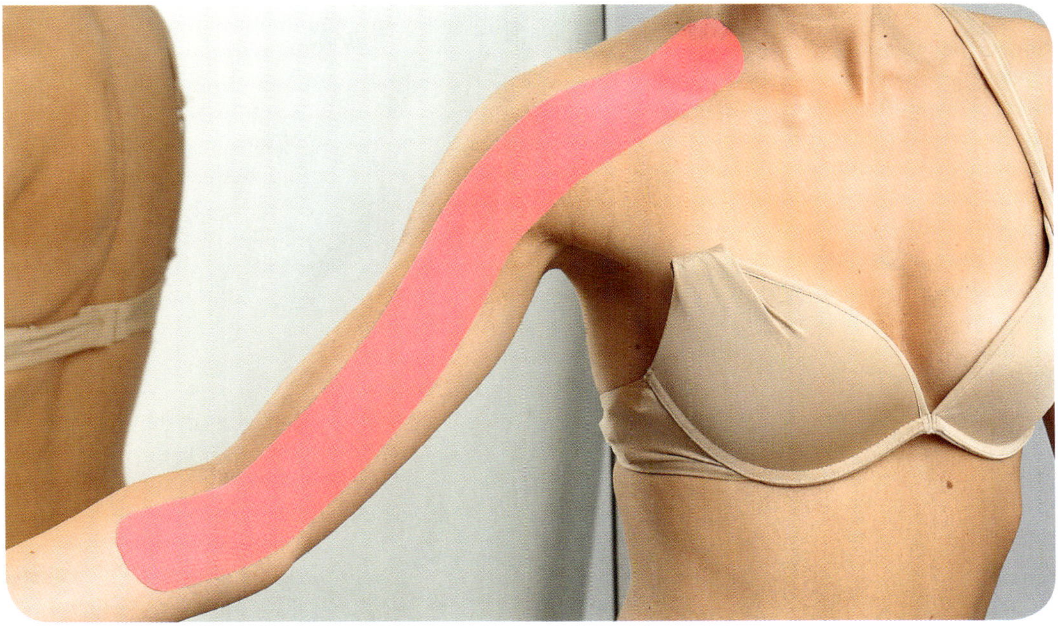

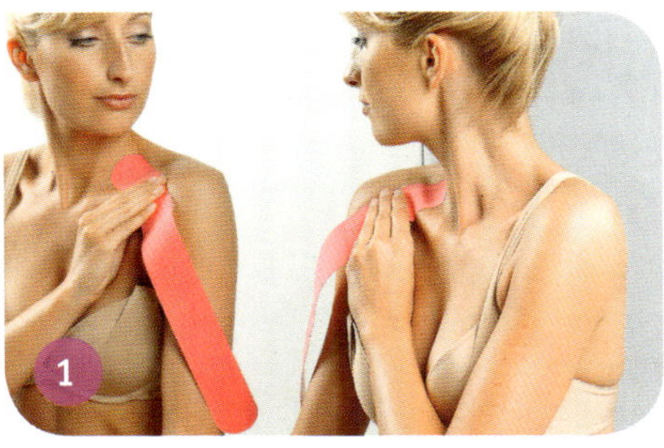
1

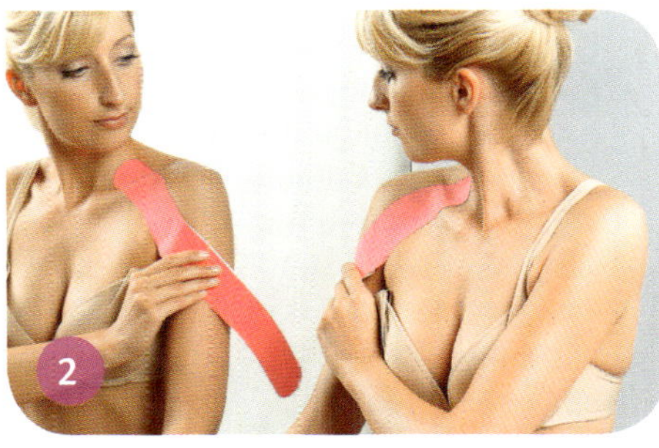
2

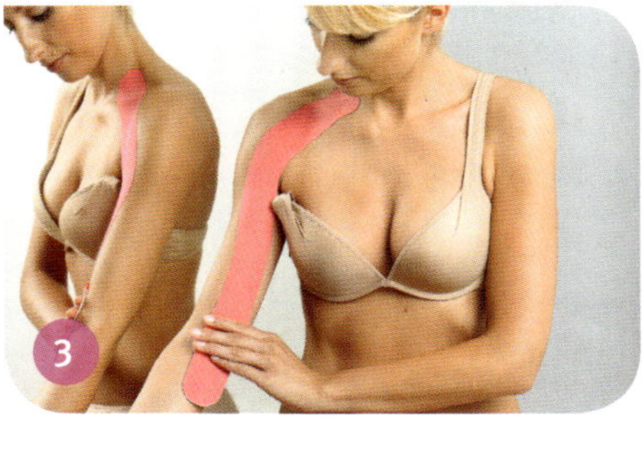
3

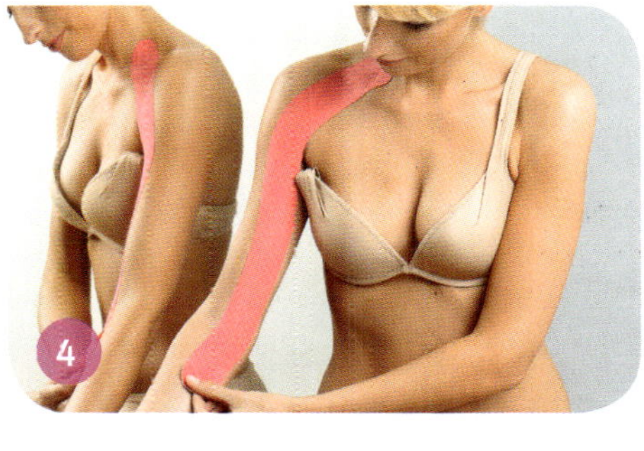
4

FASZIEN TAPE

Tape 27: Verspannung der Halsvorderseite

» Der Hals ist vorne sehr empfindlich. Hier wird prinzipiell ohne Zug und in halber Breite (2,5 cm) geklebt. Das Tape kann, besonders in Kombination mit Tape-Anlagen an der Rückseite des Körpers, Kopf- und Armschmerzen wesentlich lindern.

Tape

Anzahl: **2**
Form: **I**
Breite: **2,5 cm**
Zug: **ohne**
Dauer: **bis 7 Tage**

Tipp

Falls das Tape für Sie unbequem sein sollte oder zu Überreaktionen führt, legen Sie nur eine kürzere Variante an, deren Basis oberhalb des Schlüsselbeins auf der schmalen Sehne des Muskels liegt. Wenn es sich dennoch weiterhin unangenehm anfühlt, lassen Sie besser Tape 28 anlegen.

Anleitung

Setzen Sie sich entspannt vor einen Spiegel. Tasten Sie den vorderen prominenten schrägen Muskel am Hals ab. Messen Sie die Tape-Länge vom unbehaarten Knochen direkt hinter dem Ohr über den schrägen Verlauf des Halsmuskels zum Brustbein. Schneiden Sie das 5 cm breite Tape längs durch, sodass Sie zwei Tapes mit 2,5 cm Breite erhalten.

1. **Basis:** Kleben Sie ein Ende oben auf Ihr Brustbein, etwas schräg in Richtung Halsmuskel ausgerichtet.
2. **Verlauf:** Legen Sie das Tape schräg ohne Zug und während einer Ausatmung nach oben auf dem Muskel an. Schauen Sie in den Spiegel, aber halten Sie Ihren Kopf an der Seite des Tapes leicht nach oben weggedreht. Kleben Sie das Tape sorgfältig über die Kurve des Schlüsselbeins.
3. **Ende:** Kleben Sie nun das Ende des Tapes auf den Knochen hinter dem Ohr. Falls Ihr Kopf nun unangenehm nach vorne gezogen wird, haben Sie doch mit Zug geklebt. Entfernen Sie dann das Tape und kleben Sie noch einmal neu.
4. Kleben Sie nun auf der anderen Seite das zweite Tape genauso.

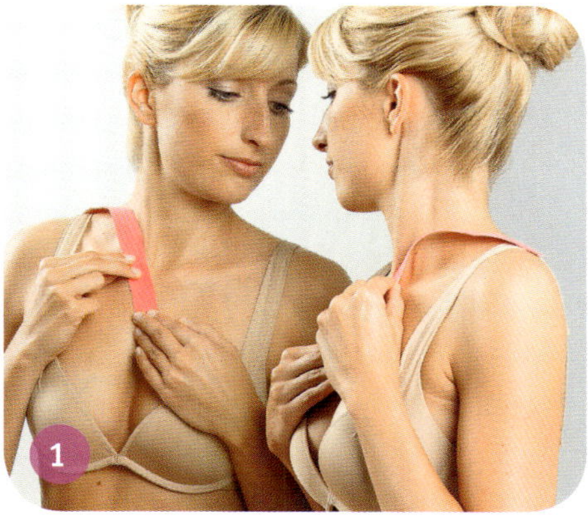
1

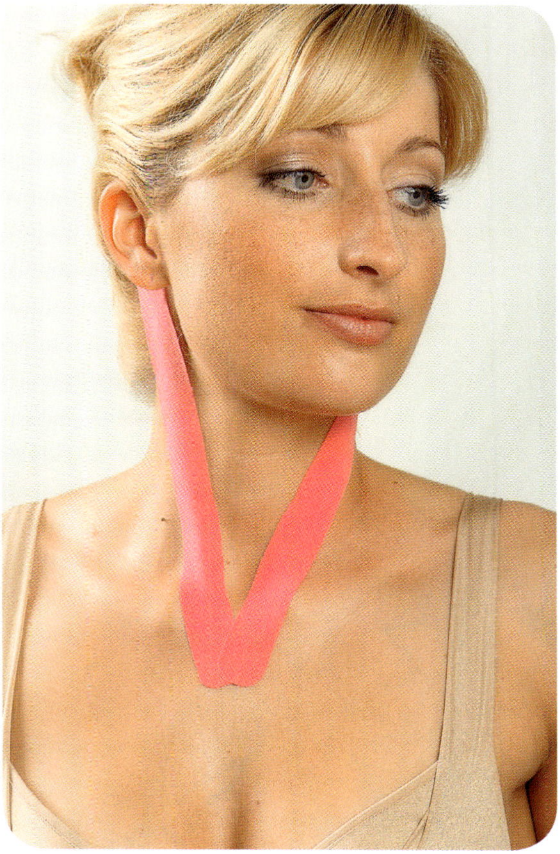

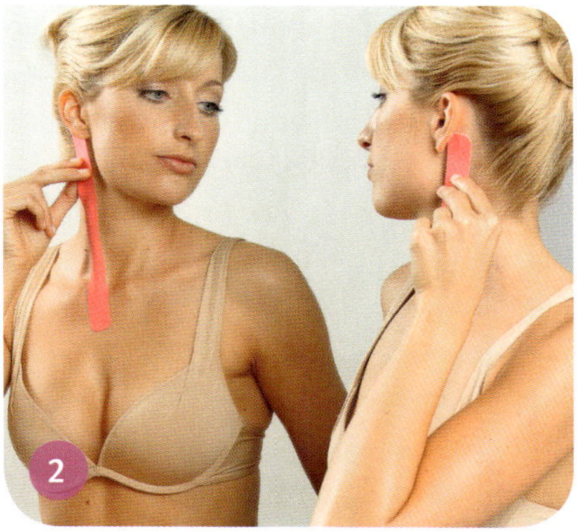
2

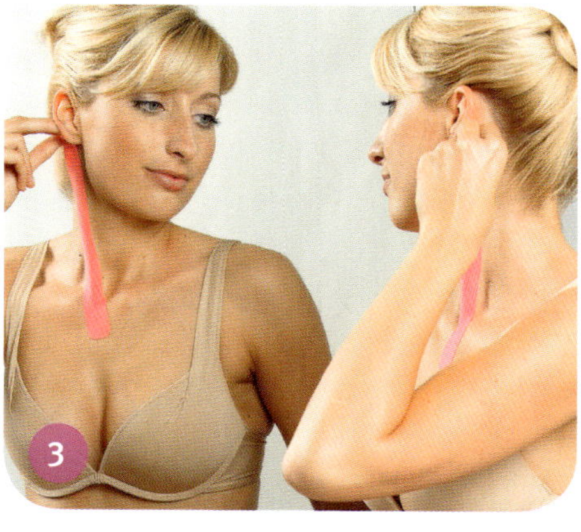
3

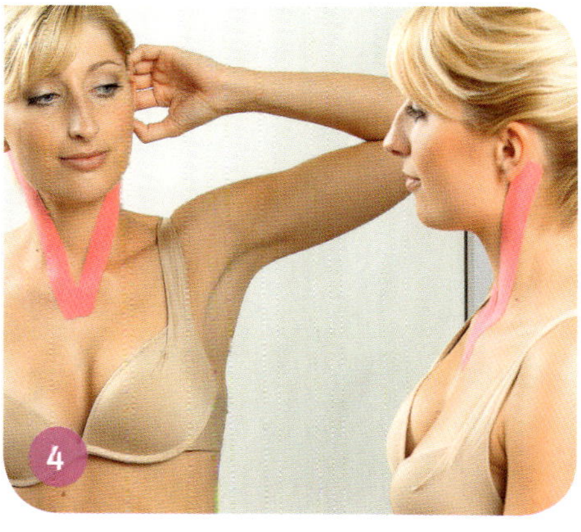
4

FASZIEN TAPE

Tape 28: Variante zu Tape 27

» Wenn Tape 27 dennoch als unangenehm empfunden wird, Beschwerden sich verstärken oder zusätzlich auftreten, sollte das Tape entfernt und durch das nachfolgende Tape (Variante zu Tape 27) ersetzt werden.

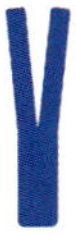

Tape

Anzahl:	2
Form:	Y
Breite:	5 cm
Zug:	deutlich
Dauer:	bis 7 Tage

Anleitung

Im Stehen oder Sitzen misst Ihr Tape-Partner die Länge vom vorderen Rippenbogen über den unteren Winkel des Schulterblatts zur gegenüberliegenden Nackenseite bis zum Knochen hinter dem Ohr. Schneiden Sie zwei Tapes ¼ kürzer als gemessen ab. Ein Ende wird ca. 10 cm längs eingeschnitten.

1. **Basis:** Ihr Tape-Partner klebt das ungeschnittene Ende vorne auf dem Rippenbogen. Das Tape zeigt dabei zum Rücken. Setzen Sie sich richtig gerade hin.
2. **Verlauf:** Das Tape nun mit deutlichem Zug und während Sie ausatmen schräg nach hinten hoch zum unteren Winkels des Schulterblatts ziehen, von dort schräg hoch über die Wirbelsäule zur gegenüberliegenden Nackenseite.
3. **Ende:** Die Streifen des eingeschnittenen Endes nacheinander neben der Nackenbehaarung an der Seite des Halses zum Knochen hinter dem Ohr hochziehen. Beide Streifen liegen aufeinander. Diese Enden ohne Zug kleben.
4. Auf der anderen Seite wiederholen (normalerweise werden Tape 27 und 28 beidseitig angelegt).

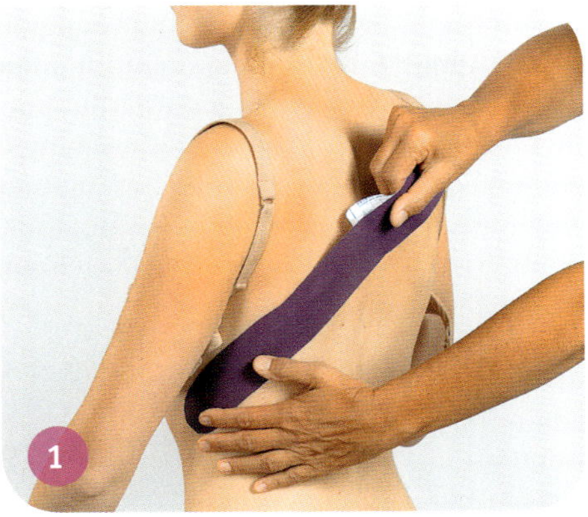
1

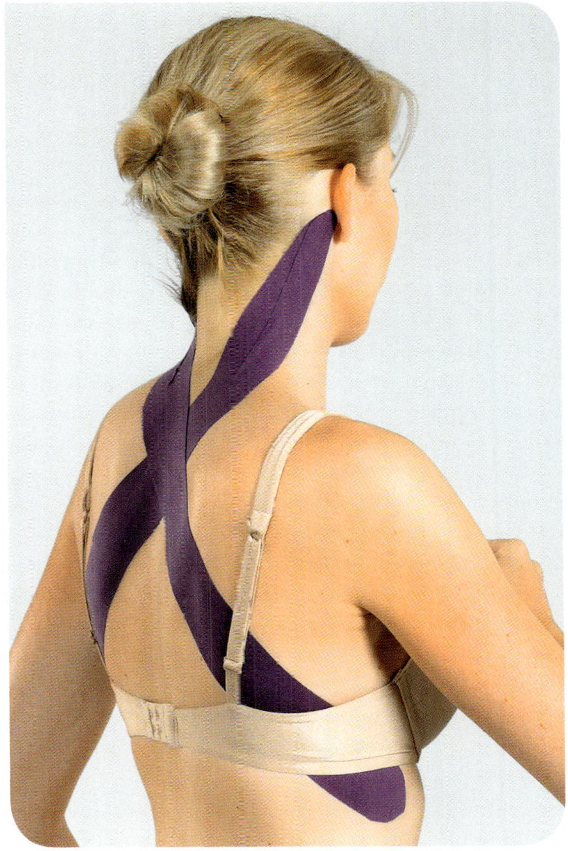

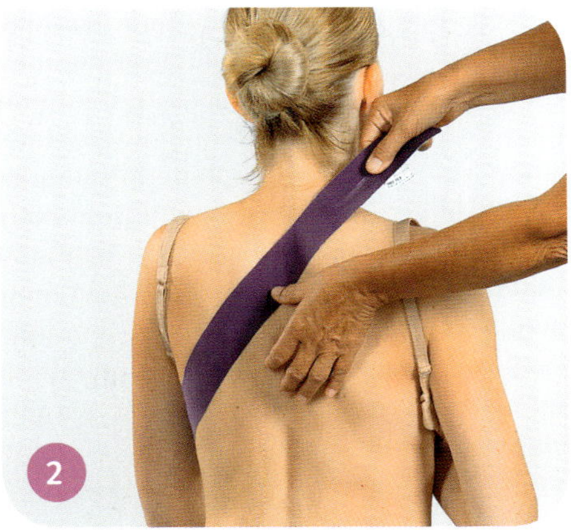
2

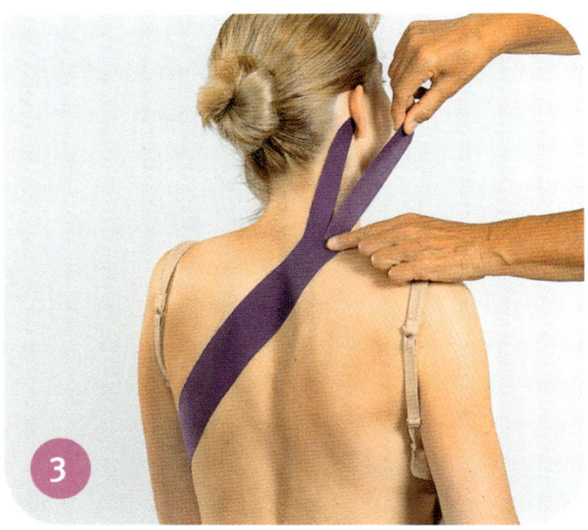
3

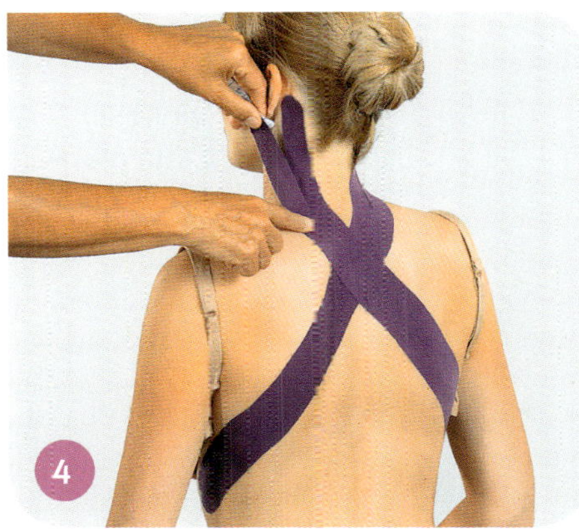
4

Tape 29: Schmerzhaftes Zähneknirschen

» Wissen Sie, ob Sie nachts mit den Zähnen knirschen? Das kann besonders in stressigen Zeiten dazu führen, dass Ihnen morgens oder beim Essen die Kaumuskeln wehtun und die Zähne Schaden nehmen. Eine Zahnschiene, Entspannung und Tapes können Erleichterung bringen.

Tape
Anzahl: **2**
Form: **I**
Breite: **2,5 cm**
Zug: **ohne**
Dauer: **bis 7 Tage oder nur nachts**

Kombi-Tapes
mit Tape 24 oder 27 bei Halswirbelsäulenproblemen

Anleitung

Setzen Sie sich vor einen Spiegel. Machen Sie Ihren Mund auf und zu und fühlen Sie, beidseitig, direkt vor dem äußeren Gehörgang, die Bewegung des Unterkieferköpfchens. Vom oberhalb gelegenen Knochen, 1 cm höher, messen Sie die Tape-Länge schräg zur unteren Seite der Kinnspitze. Schneiden Sie das 5 cm breite Tape längs mittig durch, sodass Sie zwei Tapes mit 2,5 cm Breite erhalten.

1. **Basis:** Legen Sie ein Tape-Ende auf dem Knochen oberhalb des Unterkieferköpfchens an. Das Tape zeigt dabei Richtung Kinn. Ihren Mund halten Sie dabei geschlossen oder bis 1 cm weit geöffnet.
2. **Verlauf:** Legen Sie das Tape schräg nach unten und vorne ohne Zug (!) an – nicht zu nahe an Augen- und Mundwinkel, da dies unangenehm ziehen würde.
3. **Ende:** Seitlich der Kinnspitze kleben Sie das Tape an der unteren Seite. Das Ende reicht dann gerade über die Mittellinie.
4. Kleben Sie genau so ein zweites Tape auf der anderen Gesichtshälfte.
   Die beiden Tape-Enden liegen unter der Kinnspitze aufeinander, wodurch die Anlage effektiver und stabiler ist.

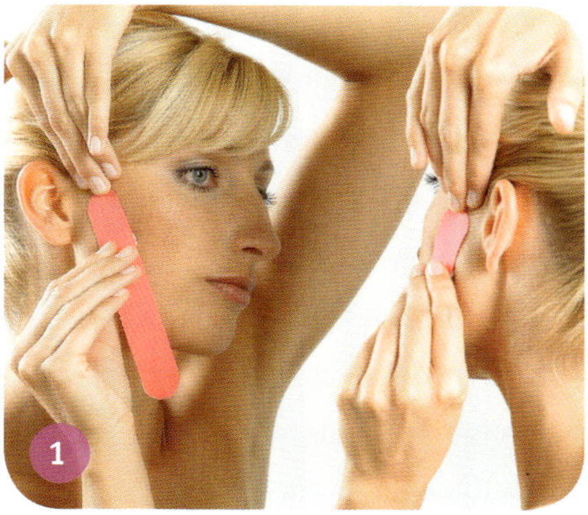
1

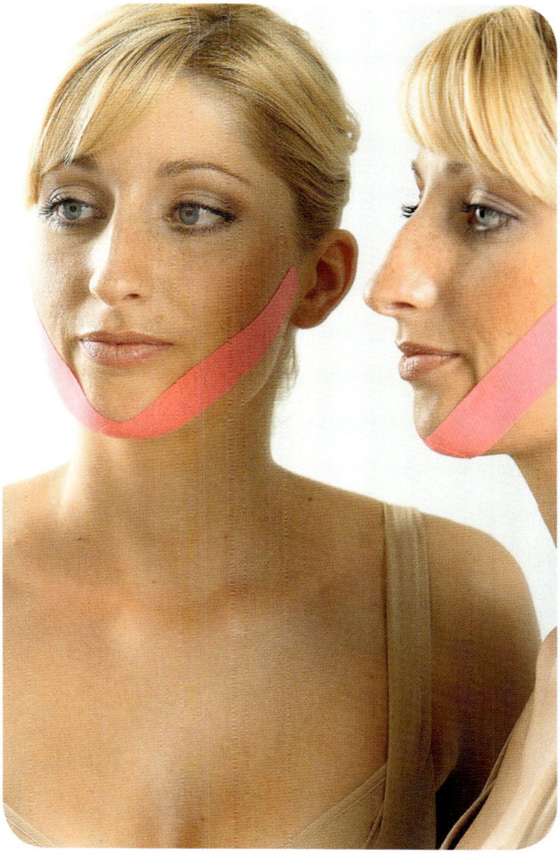

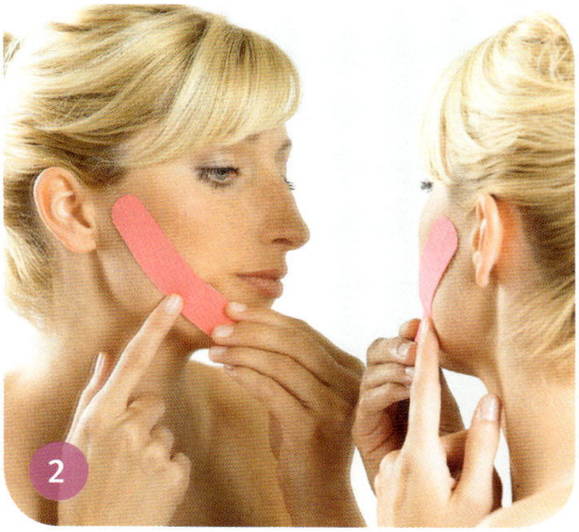
2

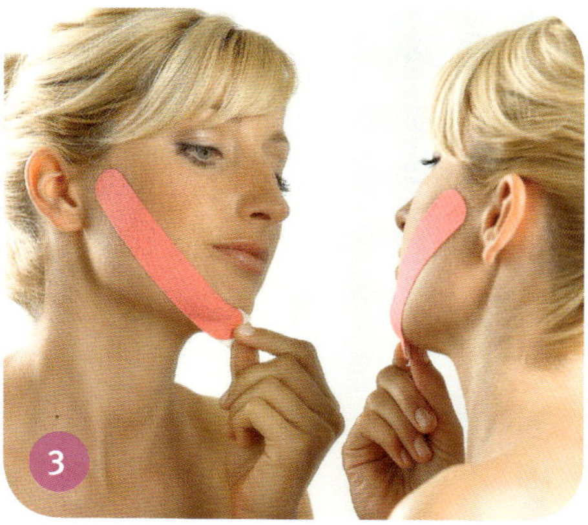
3

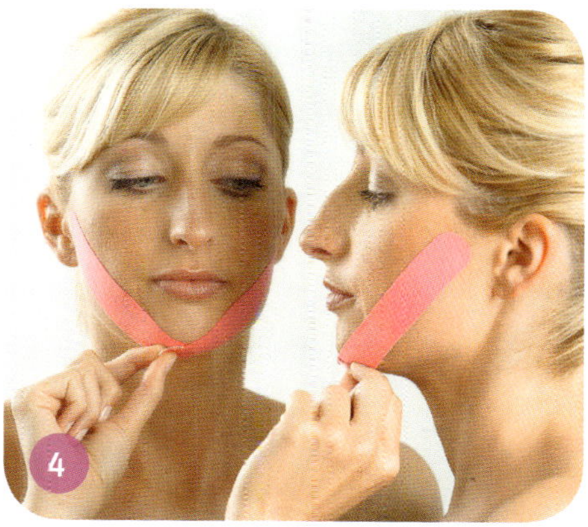
4

Tape 30: Lymphtape bei Schwellungen und Ödemen

» Ein Lymphtape reduziert nachweislich die Schwellung und lindert dadurch den entstandenen Spannungsschmerz. Dabei ist es belanglos, wie die Schwellung entstanden ist – ob durch einen Unfall, eine OP, Verspannung oder Wasserstau (Ödeme) in Armen oder Beinen. Dieses Basistape lässt sich sehr gut mit spezifischen Tapes für Funktionsstörungen kombinieren.

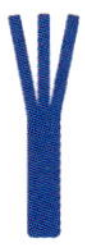

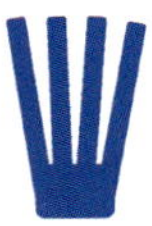

Tape

Anzahl: **variabel**
Form: **3-Zack oder 4er-Tentakel**
Breite: **5 cm**
Zug: **ohne**
Dauer: **wie erforderlich, auch länger als 7 Tage**

Tipp

Für die Wirksamkeit der Tape-Anlage ist es erforderlich, den geschwollenen Körperteil kontinuierlich (schmerzfrei) zu bewegen.

Anleitung

Prinzipiell wird ein 5 cm breites Tape in Längsrichtung zwei- oder dreimal bis kurz vor dem Ende eingeschnitten. So besitzt es eine Basis und 3 oder 4 Tentakel. Die Basis wird immer in dem Lymphknotenbereich angelegt, der in Herzrichtung am nächsten liegt, wie z. B. in der Leiste, Kniekehle, Achselhöhle, Ellenbogenfalte bzw. im vorderen inneren Halsdreieck. Die Tentakel werden ohne Zug leicht bogenförmig über das Schwellungsgebiet geklebt. Messen Sie die benötigte Tape-Länge von der Innenseite des nächstgelegenen Gelenks hinunter zum geschwollenen Bereich und schneiden das Tape ab. Bei einer Schwellung im Wadenbereich messen Sie vom unteren Ende der Schwellung bis zur Kniekehle. Schneiden Sie das Tape dann dreimal (oder so oft wie nötig) längs ein.

1. **Basis:** Kleben Sie das ungeschnittene Tape-Ende auf die Innenseite des Gelenks, das oberhalb des geschwollenen Gebiets ist, wie hier die Kniekehle.
2. **Verlauf und Ende:** Ziehen Sie Streifen für Streifen das Papier vom Tape nach unten ab und legen Sie jeden Tape-Streifen ohne Zug an, wie hier über die Schwellung der Wade. Kurven Sie die äußeren Tentakel ein wenig nach außen, damit Sie eine größere Fläche abdecken.

Wenn größere Flächen geschwollen sind, verwenden Sie mehrere Tentakel-Tapes. Die Wirkung ist am besten, wenn das geschwollene Gebiet komplett mit den Lymphtapes versorgt ist.

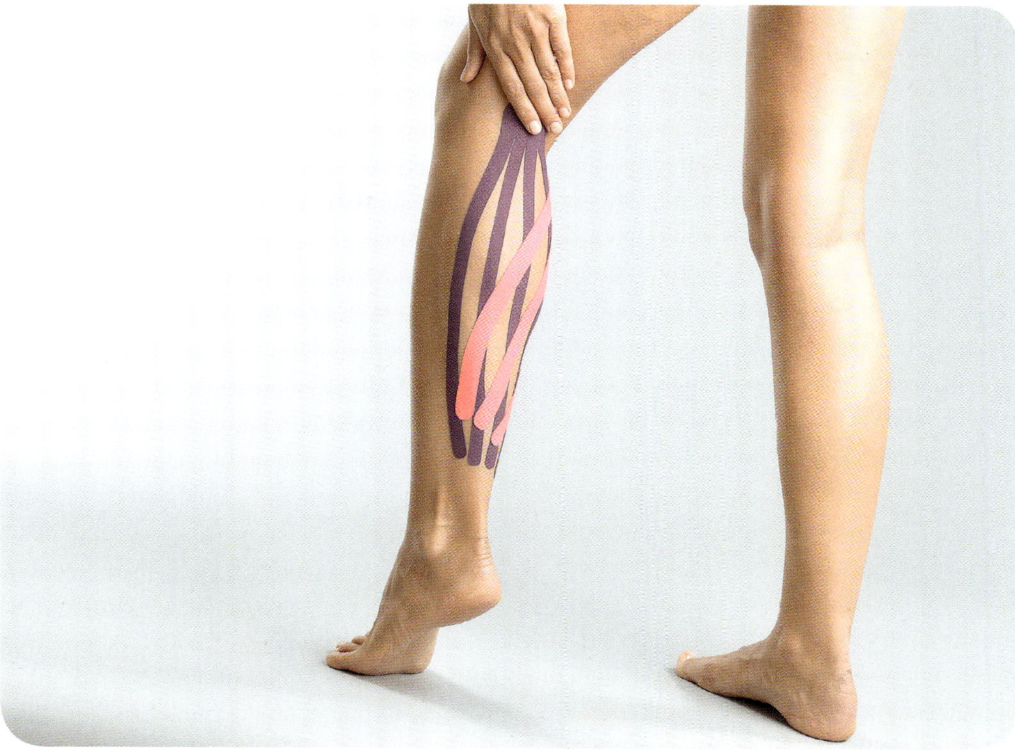

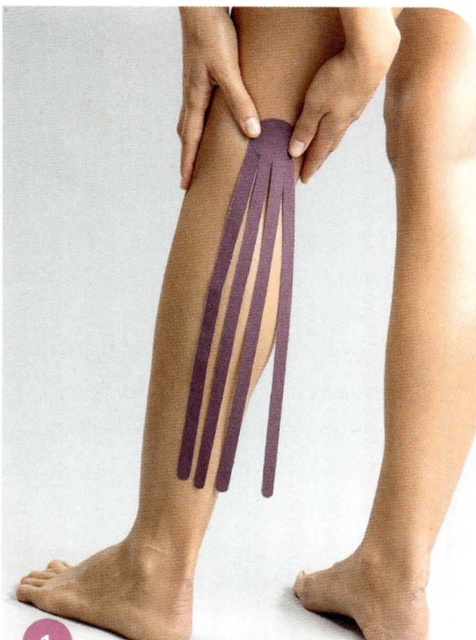

1

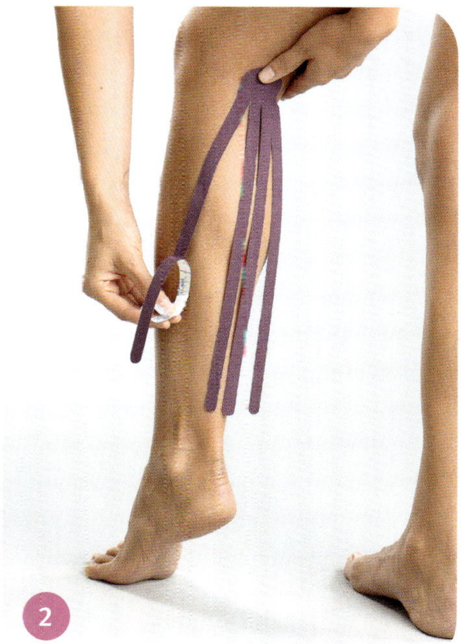

2

Stichwortverzeichnis

Liebe Leserin, lieber Leser,

hat Ihnen dieses Buch weitergeholfen? Für Anregungen, Kritik, aber auch für Lob sind wir offen. So können wir in Zukunft noch besser auf Ihre Wünsche eingehen. Schreiben Sie uns, denn Ihre Meinung zählt!

Ihr TRIAS Verlag

E-Mail Leserservice
kundenservice@trias-verlag.de

Lektorat TRIAS Verlag
Postfach 30 05 04
70445 Stuttgart
Fax: 0711 89 31-748

Bibliografische Information der Deutschen Nationalbibliothek
Die Deutsche Nationalbibliothek verzeichnet diese Publikation in der Deutschen Nationalbibliografie; detaillierte bibliografische Daten sind im Internet über http://dnb.d-nb.de abrufbar.

Programmplanung: Sibylle Duelli

Redaktion: Christian Zehenter, Neckargemünd, Isabel Lück, Stuttgart
Bildredaktion: Christoph Frick, Nadja Giesbrecht

Umschlaggestaltung und Layout:
CYCLUS · Visuelle Kommunikation, Stuttgart

Bildnachweis:
Umschlagfoto vorn: f1 online
Fotos im Innenteil: Holger Münch, Stuttgart: S. 23, S. 37, S. 43, S. 53, S. 55, S. 59, S. 61, S. 75, S. 77, S. 81, S. 83, S. 89. Alle anderen Bilder: Lothar Bertrams, Stuttgart.
Grafik S. 23: Martin Hoffmann, Neu-Ulm.
Model: Sandy Sachse

1. Auflage

Rüdigerstraße 14, 70469 Stuttgart

Printed in Germany

Satz und Repro: CYCLUS · Media Produktion, Stuttgart
gesetzt in Adobe Indesign CS6
Druck: AZ Druck und Datentechnik GmbH, Kempten

Gedruckt auf chlorfrei gebleichtem Papier

ISBN 978-3-432-10405-8 1 2 3 4 5 6

Auch erhältlich als E-Book:
eISBN (ePub) 978-3-432-10407-2

Wichtiger Hinweis
Wie jede Wissenschaft ist die Medizin ständigen Entwicklungen unterworfen. Forschung und klinische Erfahrung erweitern unsere Erkenntnisse. Ganz besonders gilt das für die Behandlung und die medikamentöse Therapie. Bei allen in diesem Werk erwähnten Dosierungen oder Applikationen, bei Rezepten und Übungsanleitungen, bei Empfehlungen und Tipps dürfen Sie darauf vertrauen: Autoren, Herausgeber und Verlag haben große Sorgfalt darauf verwandt, dass diese Angaben dem Wissensstand bei Fertigstellung des Werkes entsprechen. Rezepte werden gekocht und ausprobiert. Übungen und Übungsreihen haben sich in der Praxis erfolgreich bewährt. Eine Garantie kann jedoch nicht übernommen werden. Eine Haftung des Autors, des Verlags oder seiner Beauftragten für Personen-, Sach- oder Vermögensschäden ist ausgeschlossen.
Geschützte Warennamen (Warenzeichen) werden nicht besonders kenntlich gemacht. Aus dem Fehlen eines solchen Hinweises kann also nicht geschlossen werden, dass es sich um einen freien Warennamen handelt.